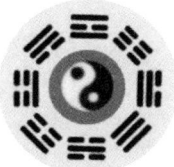

八卦象数疗法

李山玉 李健民 著

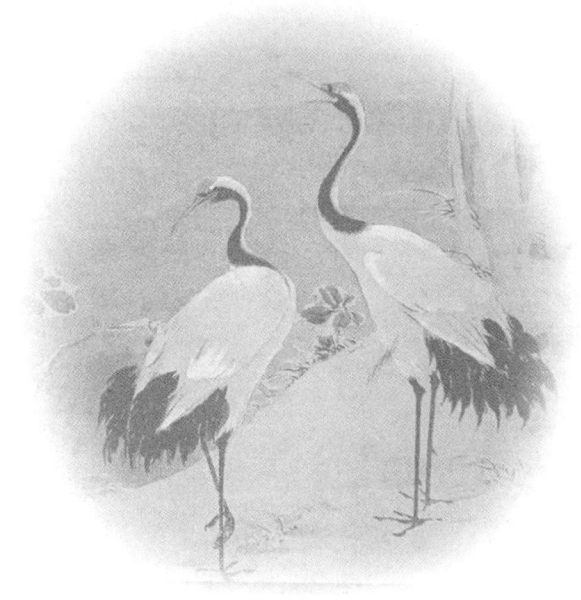

团结出版社

©团结出版社，2009年

图书在版编目（CIP）数据

八卦象数疗法 / 李山玉，李健民著. -- 北京：团结出版社，2009.5
（2026.1 重印）
ISBN 978-7-80214-339-5

Ⅰ.八… Ⅱ.①李… ②李… Ⅲ.八卦—应用—气功疗法
Ⅳ.R247.4　R226

中国版本图书馆 CIP 数据核字(2009)第 023596 号

责任编辑：韩金英
装帧设计：韩金英

出　　版：团结出版社
　　　　　（北京市东城区东皇城根南街 84 号　邮编：100006）
电　　话：（010）65228880　65244790　（出版社）
　　　　　（010）65238766　85113874　65133603（发行部）
　　　　　（010）65133603（邮购）
网　　址：http://www.tjpress.com
E-mail：zb65244790@vip.163.com
　　　　　tjcbsfxb@163.com（发行部邮购）
经　　销：全国新华书店
印　　装：天津盛辉印刷有限公司

开　本：170mm×230mm　　16 开
印　张：18　　　　　　　　　　　　字　数：225 千字
版　次：2009 年 5 月　第 1 版　　　印　次：2026 年 1 月　第 39 次印刷

书　号：978-7-80214-339-5
定　价：38.00 元

（版权所属，盗版必究）

目　录

序 1 ……………………………………………………（001）

序 2 ……………………………………………………（003）

再版前言 ………………………………………………（014）

神奇的八卦象数疗法 …………………………………（016）

再说八卦象数疗法 ……………………………………（025）

八卦"以通神明之德，以类万物之情"——漫谈
　　八卦象数疗法与养生 ……………………………（029）

第一章　八卦学说 ……………………………………（003）

　　第一节　八卦学说的基本内容 …………………（004）

　　第二节　卦象与卦数 ……………………………（005）

　　第三节　八卦图 …………………………………（006）

第二章　五行学说 ……………………………………（013）

　　第一节　五行学说的基本内容 …………………（014）

　　　　1. 对事物属性的五行分类 …………………（014）

　　　　2. 五行的生克乘侮 …………………………（015）

　　第二节　五行学说在中医学及八卦象数疗法中的 …（017）
　　　　　　应用 ……………………………………（017）

　　　　1. 说明脏腑的生理功能与相互关系 ………（017）

　　　　2. 说明脏腑间的病理影响 …………………（018）

3. 用于诊断和治疗……………………………………（018）

第三章　阴阳学说……………………………………（023）

第一节　阴阳学说的基本内容 ……………………（024）
　　1. 阴阳的对立斗争……………………………………（024）
　　2. 阴阳的依存互根……………………………………（024）
　　3. 阴阳的消长转化……………………………………（025）

第二节　阴阳学说在中医学及八卦象数疗法中的 ……（027）
　　　　　应用 ……………………………………………（027）
　　1. 说明人体的组织结构………………………………（027）
　　2. 说明人体的生理功能………………………………（027）
　　3. 说明人体的病理变化………………………………（028）
　　4. 用于疾病的诊断……………………………………（028）
　　5. 用于疾病的治疗……………………………………（029）

第四章　八卦象数疗法与中医藏象学说……………（033）

第一节　藏象学说综述 ………………………………（034）
第二节　藏象学说与八卦象数疗法 …………………（036）
第三节　五脏的生理、病理与八卦象数疗法 ………（037）
　　1. 心……………………………………………………（037）
　　2. 肺……………………………………………………（039）
　　3. 脾……………………………………………………（041）
　　4. 肝……………………………………………………（043）
　　5. 肾……………………………………………………（045）

第四节　六腑的生理、病理与八卦象数疗法 ………（049）
　　1. 胆……………………………………………………（049）
　　2. 胃……………………………………………………（049）
　　3. 小肠…………………………………………………（050）
　　4. 大肠…………………………………………………（051）
　　5. 膀胱…………………………………………………（051）

6. 三焦 …………………………………………（052）
　　［附一］脑 ………………………………………（052）
　　［附二］女子胞 …………………………………（053）

第五章　八卦象数疗法的临床应用 ……………（057）

第一节　辨证施治 ………………………………（058）
第二节　象数配方 ………………………………（061）
　　1. 象数的读法 …………………………………（061）
　　2. 象数配方的结构 ……………………………（061）
　　3. 各元象数的组合 ……………………………（061）
　　4. 0的功能与运用 ……………………………（061）
第三节　取数配方 ………………………………（063）
　　1. 按八卦之象取数配方 ………………………（063）
　　2. 按藏象理论取数配方 ………………………（064）
　　3. 按"君臣佐使"取数配方 …………………（064）
　　4. 按经络循行取数配方 ………………………（065）
　　5. 按五行生克规律取数配方 …………………（065）
第四节　几点说明 ………………………………（067）
第五节　八卦象数归类 …………………………（069）

第六章　八卦象数疗法的临床资料 ……………（073）
　典型病例101例 …………………………………（074）

第七章　比类取象，以类万物 …………………（133）

第一节　八卦象数疗法再现神奇（一）………（136）
　　女婴先天性血瘤消失 …………………………（136）
　　治疗高位截瘫有奇效 …………………………（137）
　　孕妇胎儿扶正后顺利降生 ……………………（138）
　　治疗扭伤和止血效果令人惊奇 ………………（139）
　　排除体内9.5cm长的金属螺丝 ………………（140）
　　一位肺癌患者绝处逢生 ………………………（141）

老人双目重见光明 …………………………………（142）

治疗双脚溃烂 ………………………………………（143）

韩国的修女东叶的奇迹轰动汉城 …………………（144）

第二节　八卦象数疗法再现神奇（二）…………（146）

复刊致辞 ……………………………………………（146）

治愈牛皮癣 …………………………………………（148）

肝主情志 ……………………………………………（148）

肝开窍于目，肝受血而能视 ………………………（149）

浅谈"汗为心之液" …………………………………（150）

治疗胆总管结石 ……………………………………（151）

脾开窍于口 …………………………………………（152）

八卦象数降血糖效果不错 …………………………（153）

象数疗法使我避免了换膝手术 ……………………（154）

治疗白内障飞蚊症速效 ……………………………（155）

老师赐秘方，伤筋动骨十天愈 ……………………（156）

座椅贴象数减病痛 …………………………………（157）

八龄儿童自调配方治腮肿 …………………………（157）

三十多年的严重头疼病不药而愈 …………………（158）

大胆配数获奇效 ……………………………………（159）

象数使偏瘫病人恢复快，没留后遗症 ……………（160）

万物均有八卦场——记在植物上的实验 …………（161）

治牙显奇效 …………………………………………（161）

糖尿病烂足治好了 …………………………………（162）

五年亲身验证——象数治疗便血 …………………（163）

左心室肥大不药而愈 ………………………………（164）

我命在我，不在天 …………………………………（165）

治愈失眠脱发 ………………………………………（168）

治疗胎位不正及脐带缠颈 …………………………（169）

治疗双膝关节退行性病变 …………………………（170）

治疗胰头癌的神奇疗效 …………………………（171）
八卦象数疗法助我战癌症闯难关 ………………（172）
左腿胫骨粉碎性断裂复位的神奇疗效 …………（178）
腰痛消失 …………………………………………（182）
卵巢囊肿不翼而飞 ………………………………（182）
象数治紫斑不复发 ………………………………（183）
用象数4来调治情志失调的疾患 ………………（184）
治疗30年的结肠炎 ………………………………（185）
肝主目　离为目　兑为目　治疗眼疾 …………（186）
治疗饥饿症 ………………………………………（187）
象数疗法治疗"精神分裂症" ……………………（187）
治愈小学生腹痛趣闻 ……………………………（188）
治疗下肢浮肿——象数配方中信息叠加的实例 …（189）
7770·60抢救妇科大出血 ………………………（190）
象数疗法治疗急性风疹获奇效 …………………（191）
十分钟快速治愈突发病 …………………………（192）
象数给了他新的生命 ……………………………（192）
颤了五十年的双手停止了抖动 …………………（194）
治愈摔伤病人 ……………………………………（194）
治疗肺漏气的形象思维 …………………………（196）
八卦象数疗法减轻了晚期肿瘤患者的病痛 ……（197）
820治好了一位老医生的咳嗽 …………………（198）
070治晕车有神效 ………………………………（199）
煤气中毒自救 ……………………………………（200）
象数治愈矽肺 ……………………………………（201）
口唇红斑狼疮好了 ………………………………（202）
恩师一方治疗子宫肌瘤、乳腺增生等多种疾病 …（203）
象数疗法的神奇在我生命中体现 ………………（204）
治愈脱发——"鬼剃头"显奇效 …………………（205）

打嗝三天，半小时治愈 …………………………（206）
八卦象数治愈43年的水肿病……………………（206）
八卦象数治愈婴儿严重流涎症 …………………（207）
两组配方同时用疗效不凡 ………………………（208）
轻松治愈骨折 ……………………………………（209）
"赖斯"又活了 …………………………………（210）
灯笼椒更壮了 ……………………………………（211）
象数急救突发腰扭伤 ……………………………（211）
两天治愈耳鸣和间歇性头痛 ……………………（212）
多年的关节炎点按一次即愈 ……………………（214）
腰椎骨质增生点按加默念七天痊愈 ……………（214）
耳胀、耳塞、耳聋三次点按解决问题 …………（215）
鼻息肉一点通气了 ………………………………（216）
一次点愈胸肋疼痛 ………………………………（216）
面瘫点按也能愈 …………………………………（217）
牙痛点按一次愈 …………………………………（217）
了悟于地　感悟于天 ……………………………（218）

第三节　八卦象数疗法研讨班（面授班）的回顾 …（220）
金秋月圆——研讨班的春秋 ……………………（220）
春风，生机盎然 …………………………………（222）
德在人间 …………………………………………（224）

[附录一]　后记 ………………………………………（227）

[附录二]　答读者问 …………………………………（229）

[附录三]　八卦象数疗法的历程 ……………………（241）
一、八卦象数疗法的探索 ………………………（241）
二、八卦象数疗法的临床实验 …………………（242）
三、八卦象数疗法的发展和推广 ………………（243）

序 1

《周易》是中国传统文化的代表，象数是易学的核心。博大精深的易理包括象、数、易、占四大宝库，其中，象数又是易理的基础，没有象数就没有易理，易理之所以比传统文化中任何一门理论都有无穷的魅力，原因就在此。

《周易》象数理论在中国传统文化中渗透之广、应用之灵，是没有任何一种能与之媲美的。古往今来，无论哲学思想、天文气象、医学心理、建筑历数、地理预测……都无不和象数密切相关，足见象数原理在中国传统文化中的重大地位。

科学包括思维科学及实验科学两大内涵，二者必须互补方能相得益彰。

《易经》思维科学是东方思维科学的象征，对实验科学有重大的启示价值。当今西方科学发展的迟滞和实验科学带来的囹圄，促使科学家们转向东方思维模式，力图从东方文化，尤其从《易经》的太极思维科学中寻求启悟。因此，21世纪将是东方文化碰撞的世纪。以象数作为基础的易学思维理论，对促进未来科学的发展将有着巨大的潜力。

李山玉、李健民二位学者著的《八卦象数疗法》一书，以易象数原理为指导，以中医藏象理论为基础，结合气功默念，创造了一套八卦象数疗法，为医疗学的发展做出了创造性的贡献。

八卦象数疗法经李山玉大夫为众多的病人实践后，疗效甚为满意，得到了广大患者的拥护。我以为一切科学皆来自于实践，凡能经得住实践的考验，不管以前有过的还是没有过的，只要对人民行之有效的，皆可上升为理论，总结为科学。

　　李山玉等大夫们的这一套医疗方法，是他们的首创，也是他们多年研究《周易》以及中医学的心血结晶，反映了当今医易学的研究正不断地深入，同时也证实了《周易》对中医学的发展有巨大的推动作用。

　　愿为序，以飨读者。

　　医易学的发展的潮流好比"黄河之水天上来"，是势不可当的。

　　特附李白名句：

　　两岸猿声啼不住，轻舟已过万重山。

杨力
于中国中医研究院研究生部（北京）
1994 年 4 月 10 日

　　杨力，中国中医研究院研究生部教授，是比利时国王颁发的"世界太极科学奖金"的获得者。主要的两部巨著：《周易与中医学》《中医疾病预测学》在国内外均产生广泛影响。《周易与中医学》在国内获得"优秀科技图书畅销奖"。

序 2

新时代道术的奇妙创新与有效应用

陈全林

早在十年前我就知道李山玉老师，她和丈夫李健民教授共同主持由山玉创立的"八卦象数疗法"的函授，当时我在京城某杂志社做编辑，社长夫人负责管理八卦象数疗法的函授工作，我那时就知道八卦象数疗法疗效很神奇。后来，我在北京创办并主编民间国学内刊《益生文化》，不少读者就是山玉老师的学员，有不少人十余年来追随她学习"八卦象数疗法"，乐此不疲。他们向我反映，学习八卦象数疗法后身心健康，生活快乐，有些人还是我多年的朋友。因此，我在《益生文化》上刊发过讲述八卦象数疗法神奇疗效的文章。这么多年，我了解到的真实情况是：八卦象数疗法是优秀的自然疗法，是古老的《易经》原理的当代应用，也是一种行之有效的道术。古代，《易经》原理应用在建筑方面，成了风水学；应用在中医方面，成了中医的基础理论；应用在道学中，成了丹道的有机组成；应用在军事上，成了《三十六计》的要诀。道教的许多方术如占卜、堪舆、奇门、面相、梦占、符箓，乃至幻术、五行遁术无不发挥了《易经》八卦阴阳之道，特别是象数之学。由李山玉老师创立的八卦象数疗法是当代人与时俱进地对《易经》原理的创新性的发挥、应用。

我们先就"八卦象数疗法"六字进行解析。八卦是中华古代贤哲对宇宙万物、社会人事进行哲学思辨后创立的"以类万物之情，以通神明之德"的符号表述体系，是包涵了抽象思维和形象思维的认识论与方法论。它用八种符号概括万事万物的存在、属性、状态和转化，以及万事万物之间的关系。乾（☰）为天、坤（☷）为地、坎（☵）为月、离（☲）为日、震（☳）为雷、巽（☴）为风、艮（☶）为山、兑（☱）为泽，这是八卦在自然界的卦象归类，同样可以应用在社会人事方面。如乾为父、为健，坤为母、为顺，震为长男、为动，坎为中男、为陷，艮为少男、为止，巽为长女、为入，离为中女、为明，兑为少女、为说。用符号概括，是抽象思维，也包含了逻辑思维和特异思维，有些卦象的发现不是靠逻辑思维，而是凭直觉、灵感等高级智慧，乃至古圣先贤在修道的"无思也，无为也，寂然不动，感而遂通"的神明境界而发现、归纳的人天规律。卦象所代表的事物往往是具体的，是形象思维。《易经·系辞》云"象也者，像此者也。"比如巽卦（☴），就是对木在水上漂浮的描摹，孔子说，船就是根据巽卦发明的。这样，木、船都是巽卦的"象"，延伸到其他领域，则草木、手臂都是巽卦的卦象。再如：乾（☰）为天，为金星，为君，为父，为圆，为马，为金，为矿石，为西北，为头，为肺，为一、九。"乾三连"是卦，而后面的天、君、父、圆等是"象"，表示形象。金表示对应物质的属性，天代表自然，君代表政治，父代表家庭；金星代表天，矿石代表地，头代表人；而一、九代表数，就是"象数"。占卜的人最注重的就是"象数"。另外，象中还包括非普通肉眼可见的"象"，《易经·系辞》所谓"在天成象，在地成形"。地上的万物，在虚空都有其对应的"象"。有的学者认为万物的实体存在必然对应着虚体的场态存在。至于道学中涉及玄学的"象"，如《三国演义》中司马懿"夜观天象"就能知道蜀国主帅将亡，他所观的"象"并非常人可见。而诸葛亮在夔关鱼腹浦用数十堆石头摆成的八阵图，困吴国大将陆逊于中，石阵中杀气腾腾，如有十万雄兵。这种观天象、摆阵图之学都是八卦象数之学的应用，如今差不多失传了。中国《易经》体系里原来就有义理派与象的代表人就是魏晋时代的王弼、南宋的朱熹，而象数派的代表是北宋的邵雍，以及历代的各种方术家和道学家。义理派注重发挥《易经》的哲学思辨，而象数派注重《易经》原理的实际应用。《易经》卦象学发展成了中医的"脏象"学，李山玉本是中医出身，对脏象与易象都有很深的造诣，她说："八卦象数疗法是利用八卦场，通过五行生克规律，'补不足，损有余'，达到阴阳平衡的。在象数配方中，方有阴阳，数有阴阳，零有阴阳，任何一个合理的象数配方均可调解机体的阴阳平衡，这种平衡又是一个动态平衡状态，随时空的变化而变化。"中医的治疗，不外调整人体阴阳的平衡，《素问？至真要大论》所谓"谨察阴阳所在而调之，以平为期。"只是，在使用手段上，有人用药，有人用针，而李山玉针药不用，仅用象数。

这里谈谈"数"与宇宙万物、人事生命的关系，这也是八卦象数疗法的核心。《道德经》中说"道生一，一生二，二生三，三生万物"。万物从道演化而生，就与"数"结下不解之缘，数是万物之道的"表象"，我们可以由表入里，通过"数"而进入"道"。我们先按中国古代哲学的"天地人"三才之理分别来说。

先说天，就我们生活的太阳系而言，太阳系有八大行星，原先把冥王星算在行星之内，2006年8月，国际科学界又把冥王星从太阳系中划出去。"八"就是一个代表太阳系的"数"。再如，太阳黑子的周期大约是十二年，"十二"也是与太阳系息息相关的"数"，地球绕日公转一周需要365天，则"365"是关系人类、地球万物生老病死的一个"数"。从微观的角度讲，宇宙中有100种左右的元素，这"100"也是与宇宙、万物息息相关的"数"。要使宇宙间的原子组合成有智慧的生命，就需要足够的能量使裸露的原子核们能够被迫碰撞，而这种力量就蕴藏在原子核里面，在原子核里面有宇宙中最强大的力——强力，它由强子组成，每个原子核中都有3个强子。这"3"个强子的存在与变化关系到万物的存在与变化，而任何物质都由原子核和电子组成，原子核又由质子、中子所构成，所以，物质都是由质子、中子、电子三种基本粒子构成，也许，这是老子《道德经》里"三生万物"的数理真谛。

再说地，地球距离太阳15000万公里，地球绕日公转的同时自转，才有了一天24小时的昼夜变化，太阳光到地球上需要8分钟，"15000公里""24小时""8分钟"这三个"数"也是地球上生命能够存在并进化的保证。

就人而言，周身有五脏六腑，有十二经脉，有五官、七窍，有206块骨头，这一切无不是"数"。如果将206这个数依《易经》原理推算，206除以8，余数为6，6是坎卦之数，坎为肾，中医理论认为"肾主骨"。206是肾之数，也是骨之数，这种数与理、数与象的合一，是巧合吗？从人体的微观上讲，人体有8种氨基酸不能在人体合成，需要在食物中摄取，而其他12种氨基酸能在体内合成。人体的遗传密码物质DNA是双螺旋结构，遗传密码B-DNA右旋为10圈，Z-DNA左旋为12圈，而且，遗传密码有64种组合。"8""10""12""64"这些数，研究《易经》的人绝不陌生，很容易让人联想到"八卦""十天干""十二地支""六十四卦"，遗传密码DNA的双螺旋结构很容易让人联想到《易经》原理结构图"太极图"中的"S"曲线，这一切难道是巧合吗？

这有关天地人的数有没有实用的意义？现代科学在运用数来发展电子计算机，现在最新时的就是"数字化"，如"数码相机""数字电影""数字化图书馆"。所有的图像、文字都可以转化成数字信号储存、发送。其实，古代的《易经》象数之学就是研究"数"与"图"（象）的应用的学问。据说，现代电子计算机的二进制数学原理，还是德国数学家莱布尼茨根据《易经》的阴阳二爻以及六十四卦的变化所发明的。

《道德经》《易经》体系里，"数"有着哲学意义和宇宙意义，"道生一"，"一"具有本体意义。中国的哲学讲"体用一如"，"道"是体，"一"是用，终极意义上"体即是用，用即是体"。无独有偶，和老子、孔子同时代的古希腊伟大的数学家毕达哥拉斯认为"数学是宇宙万物之源""凡物皆数"。他把"数"当成宇宙万物的本体，这一观点，与道学、易学对数的认识有异曲同工之妙，丹道经典《灵宝毕法·内观交换第九》总结说："以象生形，因形立名，有名则推其数，有数则得其理。"象、形、名、理有密不可分得关系，万物在人类的视野中不外乎这四个方面。《易经》数理就认为"万物皆有数"，而且能被人先知。著有《周易释义》《河洛精蕴》的清初大易学家江慎修曾经在乡里某富人家做过三年教书先生，平日总在书房静坐，读书撰文，喜怒不形于色，起居说是"定数"，饮食说是"定数"，整天把"定数"挂在嘴上。富人渐烦，借故辞退他。慎修毫不介意，欣然离去。次年九月九重阳节，富人设茱萸会大宴宾客。慎修恰巧从门前经过，富人邀他入席，慎修饮罢三杯酒，吃完两馒头，起身告辞。富人再三挽留，慎修说"这是定数。"富人大笑他老毛病又犯了。慎修不解释，拉着富人走到自己过去的书房，从壁橱底下拿出一张寸许纸条递给富人，只见写道："三年宾主欢，一日遽分手。尚有未了缘，明年九月九。邀我赏芙萸，酌我三杯酒。数定且归休，只啖两馒头。"慎修曾见某人制一把椅子，便对此椅子的"数"作了易理占卜，说，此椅子十年后将被某人坐坏。十年后，此椅子果然被某人坐坏了，露出十年前江先生在椅子底的题记。《易》理"定数论"是非常高深的智慧。现代科学测算出太阳的年龄是50亿年，太阳的寿命是100亿年。再过50亿年，太阳会变成宇宙中最无所事事的物质形态——白矮星，成为宇宙中的大钻石，那时，不再有地球，也不再有人类。这50亿、100亿年的数具有宇宙意义，而100亿年是太阳的"定数"。推广到社会的人事，无不有数，我们生存的世界，一切都与"数"有关。一切的数归终只是十个数的变化。《易经》充分应用十个数表达对万事万物的看法，大的方面，天地、社会有"运数"；小的方面，人有"命数"。兴南子曰："宇宙虽大，不离其数，万物虽多，不离其象。明象数者，知宇宙万化，通天下万变。"数术家占卜，能够先知，知万物、人事之数，翻开《二十五史》里的《文艺传》《方技传》，里面的记载非常多，用不着我在此举例。数理大矣哉。

咱们再回到"八卦象数"话题上来，人的五脏六腑、四肢百骸都可以和八卦相配，也都有数，乾为头，坤为腹，兑为口，坎为耳，离为目，震为足，巽为股，艮为背；再如，先天八卦的数是乾一、兑二、离三、震四、巽五、坎六、艮七、坤八，后天八卦也有数，只是，李山玉老师所创立的八卦象数疗法中，用先天的数，后天的象，这一点，正是北宋邵雍的"梅花易数"的精髓。这些卦、数都与五脏六腑、四肢百骸息息相关，而疾病的生灭、命运的变化都发生在承载着五脏六腑、四肢百骸的人体上。这样，卦象和卦数都与人的生命息息相关。能否不通过现代医学仪器的检查、不通过中医的望闻问切而诊断疾病，只通过卦象、卦数的推理变化而知道人身患何病？古今大量的资料已经证实这是可能的，这就是流传了三千多年，至今不衰的占卜知病之道。笔者研究《易经》多年，这方面的经验很多，某天山东青岛的张先生来访，请我占卜一下他老伴心脏病的情况。我占卜后说，心脏的病不大，病在肺与肝，你老伴的脾气太大了，千万要让着她。张先生闻言，马上竖大拇指，告诉我，老伴脾气可大了，自己忍了多年，快忍出病了，并说已经检查出肝上有病，但肺上尚未检查出疾病。我从未问过他老伴的情况，也没见过她，因卦中有"泽雷随卦"，上卦兑，为肺，为金，下卦震为肝为木。金克木，肺与肝有病，震为动为雷，象征怒气，表明其人爱发脾气。今年秋末某位修道的前辈辞世了，他的上千名弟子来京送葬，有位朋友来访，告诉我某大师病逝了，我当即占卜，得"天火同人卦"，同是修道的人，火克金，我说：大师死于心脏病和肺病，最终病在肺上。大师的弟子告诉我，的确是肺心病。就我所知，古代中医家如张仲景、孙思邈在用药的药量上非常重视脏腑所对应的卦数，依卦数而定药量，有些药方的名称中就有八卦卦数，如六味地黄丸，"六"就是坎卦之数，也是肾脏之卦数，而六味地黄丸就是补肾的药。我曾经依这一原理处方，发现处方时考虑了有关脏腑的卦数而用药，疗效会更好。

能用八卦占卜别人的疾病，能不能利用八卦象数原理治疗别人的疾病？不用药物，纯用八卦数理？能，这就是李山玉女士创立的八卦象数疗法。比如，肝有病，肝的卦数4，再根据其他病情、脏腑关系及其数理，编排一组数字，你时时默念这组数字密码，就能治好疾病。李老师的《八卦象数疗法》（学苑出版社1994年版）中，有101例用八卦象数治疗各种疾病的病例，当时李老师尚在赤峰教育学院工作，她在书中第67例写道：

"陶某某，男，30岁，本院讲师。于九三年十月的一天，正骑车行驶于路上，突然胃痛，岔气，转侧不能，呼吸受阻，奇痛难忍。勉强返回，急来诊。查其气滞于左侧胸胁。此属偶有动作不利，肝气滞于左胁所致。又因肝气郁滞，木郁乘土，故胃痛。令其默念4000，半日即愈。

方义：4为震卦，为左胁，为肝。肝主疏泄，故4000速解左胁气滞。又因肝气疏则胃气和降，故胃痛自除。"

这就是八卦象数疗法中的"疗法"。从这一医例中可见八卦象数疗法的神妙。其实，000是坤卦之数，坤为土，为胃。

作为李山玉老师的朋友，我和《益生文化》的不少读者，包括本书的责任编辑韩金英女士都亲身体验过八卦象数疗法的神奇的疗效。我讲自己体验八卦象数的一件事。2009年的6月11日，我去北京长安街某处为朋友办事，我骑电动自行车赶路。我从不闯红灯，严守交通规则，可总有人不守交通规则，有个小伙子违章行驶，也骑电动自行车，把我撞倒了，当时也没在意，手臂有外伤，我一看，是一个打工者，也就没说什么，让他走了。过了十多天，发现自己的左小腹有肿块，是车把撞的，正赶上我回甘肃老家，就用了一点外用药，十余天后，肿块消失了，我也没在意。可是，过了不久，我感到左腹里隐隐作痛，我请山玉老师给我配组象数，通过念象数来治疗。山玉老师给我配了72000.1650.3338880。我工作忙，也没时间像其他象数学员一样，一组象数念四五个小时，我就按李老师说的，把象数写在医用胶布上，贴在左脚背上。夜里静坐时，也默念，并把每一个数字观想出来，观想在病灶处，真见效，至少伤处不再隐隐作痛。那几天外出办事，乘车的时候，我默念这组象数。有一次，我去老子道学文化研究会，在那里等约好的人，等了三小时，在这三个小时里，我默默地念这组数字，心念合一，这是我唯一一次连着数小时候念八卦象数，效果非常好。从八卦数理分析，7为艮，为止，有止痛作用，艮为土，腹部对应土；2兑，为金，为伤口。土生金，则能止痛，生肌，000有加强功效；1为金，为头部，6为水，为肠道，5为木，为风，为散；金生水，水生木，1650，则是使肠道通畅，淤积散化；3为火，8为土，为脾胃，为腹部，火生土，使腹部生机旺盛。333与888，强化，0也是强化。

　　至于为何能用八卦占卜病情，又能用卦数组合来治疗疾病，其中的原理是什么？这个问题留给未来的学者探讨吧，因为，我们虽然在应用这一技术，但尚难用现代的所谓"科学的原理"进行透彻的解释，用古已有之的理论解释，现代人很难接受，有人就结合现代诸如"全息论""信息论""场论"来解释，李山玉老师认为八卦代表的是宇宙场，全息地存在于人体内外，她说："天人地万古不变的规律均在这后天八卦之中，故人出生以后就生活在后天；而这个看得见摸得着的机体，总是有一个看不见、摸不着的无形的先天八卦场来操纵,也就是说人的意识、人的任何部位、人的任何地方,任何范围,人的一言一行都有一个八卦象数来对应。换言之,人的任何一个细胞,任何一个局部都包含着你全身的信息、八卦场的效应,其大无外其小无内。故任何一个象数配方除调节局部,同时也在调节全身。""任何一个象数都是与宇宙沟通的小天地、小乾坤——牵一发,动全身。"有的学者认为"道""炁"并不能完全用场理论解释。有的学者提出"灵子场"理论,认为"灵子场"是贯通宇宙三界的万事万物的"总导演",但"灵子场论"尚未得到学术界的认可。不能解释,并不代表不科学、不合理。从古至今,经验科学是理论科学的基础,人类使用火的历史至少有一万年,但是,人类对燃烧的科学解释是200年来的事,200年前,科学家认为可燃烧的物质里有"燃素",但是,1777年,法国科学家纳瓦希发现,燃烧的原因在于氧气,他说:"燃烧和焙烧的过程在任何情况下都是可燃物与氧气的化合,燃烧和焙烧现象并不是什么分离'燃素'而引起。"他的《燃烧通论》是人类科学史上的伟大论文,氧气就是他命名的。尽管,人类在使用火的万年之后才明白燃烧的原理,这并不妨碍人类使用火,而使用火是人类在进化史上的伟大进步,标志着人从动物界分离出来了。古老的《易经》八卦象数原理后面的"科学原理"是什么?还有待于未来像纳瓦希一样的科学家解密,但这门学问,在中国应用了至少三千年,如果连古老的伏羲氏画卦时算起,至少有七千年的历史。《易经》原理的应用已经深入到中国文化的方方面面,融化到中国人的血液里了。

从修道的角度讲,修炼中的"观想"是对八卦之象的应用,修炼中对各种数的要求,比如呼吸次数的24次、36次、49次、72次、81次,都是对八卦之数的应用。而一心不乱地念象数之数,系心一处,是修炼中的有效方法,就像念佛能使心念专一。心能专一,就能自然地治疗身体上的一些疾病。还有,"助念象数"来治病,就是通过别人为病人念相关象数来治病，也是有效的。这种方法，在佛教净土宗的修行中就有，还有专门的助念团体，据我多年观察，学佛者助念，的确有奇妙效应。李山玉老师也把这样的效应归到人体场效应、八卦场效应。所以八卦象数疗法的总则是："先天为体，后天为用，源于《易经》，基于中医，效于气场。运用灵活，比类取象，以类万物，形象思维，感而遂通。"这完全是修炼的理法。所以，八卦象数疗法本身就包含了治病、养生、修炼的精华，是一法多用，一法多能。前面说八卦象数疗法是道术，古人讲"命以术延"，道与术是"体"与"用"的关系，修炼道术，可以治病，可以延命，可以积德，可以济世。丹道经典《周易参同契》、《灵宝毕法》、《钟吕传道集》、《悟真篇》都以八卦象数原理构建内丹修炼体系，比如钟离权传授与吕洞宾的《灵宝毕法·朝元炼气第八》云："一三五七九，道之分而有数；金木水火土，道之变而有象……数归于无数，象归于无象……欲道之无数，不分之则无数矣；欲道之无象，不变之则无象矣……无数，道之源也；无象，道之本也。"这里讲的正是"象、数、道"三者的关系，道是本源，象数是功用和事相。象数俱归于无，归于空，归于虚，就是道的境界，在修炼，就是得定，"委志归虚无，无念以为常"。念而无念，数而无数，象而无象，形神合一，物我并忘，不知有我，不知有象，不知有数，进入到象数疗法的高级境界，舍象数而归大道，忘道术以通神明，如同念佛的人，修持到心心念念是佛，言言行行是佛，在在处处是佛，最后十方世界空明无佛，无佛处正是一切佛处，一切佛处就是无佛处，是心是佛，无心无佛。道与佛，离言语，离色相，离形质，离象数，这样，才能"跳出三界外，不在五行中"，不为象束，不为数拘，而得其逍遥自在矣。

《灵宝毕法·朝元炼气第八》又云："有质则有象可求，有位则有数可推。天地之间，万物之内，最贵惟人，即天地之有象可求，故知其质，气与水也；即天地之有数可推，故知其位，远与近也。

审乎如是，而道亦不离于人也。"通过象数可以求道，在于道不远人，道并没有离开人体而单独存在。我们希望朋友们能依术进道，把握《易经》所探讨的"形而上者谓之道"的万物、万法的根源，把握"穷理、尽性，以至于命"的性命双修之道。山玉老师淡泊名利，在济世救人的同时潜心大道，热心公益。希望本书的出版，能给天下人提供方便的非药物自然疗法，我称之为"健康道"。古代的《易》学、道学，常用常新，山玉老师创立的八卦象数疗法也是道学、《易》学的新应用，是活学活用。大道不离其"用"，所以丹道南派宗师张伯端成道后其师刘海蟾真人给他改名"用成"。道术之用，小则助道以自利，大则济世以安国。道家之学，大矣哉。当代人的道用，有的体现在企业管理上，有的体现在养生治病上。八卦象数疗法是养生治病的道术之用，是山玉老师对社会的贡献，是弘扬中华文化的壮举，是探索人天奥秘的成果。《易经·系辞》云："是以君子居则观其象而玩其辞，动则观其变而玩其占。是以自天祐之，吉无不利。"这是《易经》的应用原则。我改一下，作为对山玉八卦象数疗法的总结："是以君子居则观其象而念其数，动则观其变而知其健，是以自天祐之，吉无不利。"

2009 年 11 月 15 日于京都益生书斋

再版前言

《八卦象数疗法》一书于1994年出版至今，又经历了十多个春秋。从问世至今，在漫广的时空里，八卦象数疗法走进千家万户，走进社会，走进自然。她的疗法由怀疑渐变信服，或惊叹，或刮目相看。

八卦象数疗法以她独特的疗法，独特的简捷，独特的深广而备受青睐！八卦象数疗法是"无中生有"的场效应，是通过调场影响机体；可保健，可疗疾。

又据"八卦说"原理，八卦象数疗法不仅适用于人体，亦可应用于生活中。有些学员从不同的角度在动植物体上或其他事物中作实验调场，同样产生理想的效果。这对于具有易学知识的人士则不难理解上述现象为"天人相应"的八卦原理。

可以说八卦象数疗法是取之不尽、用之不竭的"药库"，是随身相伴的"医生"。凡是与象数疗法有缘者，无不为之珍惜。

八卦象数疗法是利用《易经》的先天八卦数、后天八卦系统的原理，通过阴阳五行生克规律，补不足，损有余，达到机体阴阳平衡的。因八卦类万物之情，故任何一种事物所表现的任何一种数，或任何一种数所表现的任何一种事物，均可归之于八卦象数中。

通过近二十年的实践，尤其面对瞠目结舌的疗效时，人们在深深地思索着象数疗法的潜能有多深？！

如何挖掘象数疗法的潜能，似乎又关系到诸多因素，又由实践表明其中最重要的因素为统领我们周身的"君主之官"，是形而上的"心"。学员们说,象数疗法既简单,又深奥。她的效果是八卦场效应,是天德;任何一种人力所不及,我们只是借助而已。

"天道无亲,常与善人",人们的言行能合天道,天人相应,就可得到天助人助,可不断挖掘八卦象数疗法的潜能,不断释放她的光彩,犹如阳光温煦万物。

再次推出八卦象数疗法,是顺应自然规律,顺应社会规律,是为更多的有缘者受益。

再次推出八卦象数疗法,是为强化"比类取象 以类万物""天人合一"的宇宙全息规律。

"一阴一阳之谓道",象数疗法在实践的漫长之路中,同样蒙受着阴霾之气的侵袭、污染。八卦象数疗法的再次推出,亦为归本正源,是规律,是天佑人助。

在八卦象数疗法再次推出之际,尤其想到了汶川大地震,倘若在自然灾害面前掌握了象数疗法,可否亦在自救、救人中注入一丝阳光!

谨此,以借天力,表心愿。

在出版过程中衷心感谢鼎力相助的陈全林先生,感谢团结出版社的支持,感谢韩金英先生的支持与理解,感谢编排本书稿的所有工作人员。

作者　戊子年冬月

神奇的八卦象数疗法

许多大医院都感到棘手的疑难疾病，患者只是通过默念一组数就可治愈，这不是太神奇了吗？即使气功已被普遍接受的今天，人们仍感到有点"玄"，这可能吗？

1993年10月，内蒙古赤峰教育学院朝鲜族女医生李山玉应邀参加第二届世界医学气功学术交流会归来后，我作为赤峰日报社的记者采访了她，同时也采访了她的患者之后，才真正相信，这是千真万确的事实；才真正相信，她的这一疗法确实神奇。

这一疗法，就是李山玉大夫经过十年临床的苦苦探索，在心理学副教授李健民的协助下而创造的八卦象数疗法。

所谓八卦象数疗法，简单说，就是患者通过默念一组按易医之理排列的八卦象数而达到治病健身目的的一种崭新的气功疗法。它是《周易》、中医与气功的有机结合，是以《周易》的唯物辩证的哲学思想为指导，以八卦学说为核心，以中医的藏象理论为基础，以八卦象数为传递信息的媒介；同时又吸收了诸多现代科学的研究成果的一种简单、实用而奇特的疗法。这一疗法，是李大夫在自己身上经过数百次的试验，又经过上万人次的临床验证取得的科研成果，是她10年心血和汗水凝聚而成的结晶，实属当今世界首创！

1993年4月全国首届中国数术学学术研讨会在武汉召开，李山玉提交的论文《八卦象数疗法的临床研究》得到专家们的高度评价，为此中国数术研究中心特发证书，证书上有如下文字："李山玉同志在中国数术学研究领域具有独到的见解和突出的成绩。今我数术中心专家委员会经评审通过,确定该同志具备数术学副教授资格,并特聘其为我中心常务委员兼研究员。"同年8月,李山玉《八卦象数疗法》一文在《中国气功》杂志第4期公开发表以后,立即在国内引起很大反响,读者的来信如雪片般从四面八方飞来。读者中有工人、农民、干部、医生、教师和专家学者。信中热情赞扬者有之,求方治病者有之,交流信息者有之,拜师求学者有之,还有一名国外的女气功师表示要专程来华学习这一疗法。

所有这些都使这位执著的探索者深受鼓舞,十分欣慰。同时,也激发起她内心深处的一种沉重的责任感。她觉得,应该毫无保留地把自己的研究成果奉献出来,造福于炎黄子孙,造福于全人类。

于是,她全身心地投入到写作之中。一只小小的台灯,伴她度过了一百多个万籁俱寂的夜晚……

就赤峰市而言,李玉山大夫早已在电台有"声",报上有"名"。虽然她所在的赤峰教育学院医务室并没有立于繁华闹市的黄金地段,而是在市郊的大院的深处,没广告也没有牌子,但是四方的患者总是络绎不绝,几乎每天都有从几十里,甚至几百里外的"走投无路"的求治者慕名而来。作为针灸医师,她不仅能熟练地掌握体针、耳针、头皮针、八卦针等技术,在针刺、耳压、点穴等方面也达到了一定造诣。然而她是一个永不满足现状的人,一种孜孜以求,不断探索的精神在她身上时时在燃烧。她想掌握更多、更新、更高的医疗技术,她想为更多的患者解除更多的病痛。也许这是一个医生应具有的朴素感情,也许这是一个人道主义者起码应具有的良心,然而正是这一点构成了她勇于探索的强大的内驱力。

她想到了古代医学家们神奇的医术。孙思邈的名言使她深受启迪："不知《易》，不足以言太医。"古代医学家们所以有那般高超的医术，绝对与易学有关，是他们对易学的精深理解和融会贯通才使他们达到令人惊叹的境界。作为一名当代的医生，固然应该不断吸收现代科学的新成果，但是也应该到中国古代文化的宝库中去发掘新的智慧，以丰富和发展我们的中医科学。

于是，她一头扎进了《周易》和古代医学文献之中，并且很快抓住了易学中最核心、最深奥的"宇宙代数学"——八卦象数。

八卦象数，包括八卦，象和数。八卦，即乾（☰）、兑（☱）、离（☲）、震（☳）、巽（☴）、坎（☵）、艮（☶）、坤（☷），即八卦之象，与八卦相对应的八种物象，分别是天、泽、火、雷、风、水、山、地。数，即先天八卦之序数：1、2、3、4、5、6、7、8。古人说："八卦成列，象在其中"，是说八卦分别代表着上述八类物象。古人说："自伏羲画八卦，由数起"，是说八卦是按上述的自然序数画出来的。因此八卦的象与数密不可分，实为一体，所谓"象以定数"，"数以征象"。易学认为，八卦乃宇宙结构的基本模式，八卦之象乃宇宙万事万物(包括人体脏腑)之征象；八卦之数乃宇宙万事万物之定数。象数是自然造化的结果，是宇宙运化的根本。

杨力教授在其巨作《周易与中医学》中精辟指出："象数是易学的基本内容，一部《周易》全在象与数。""《周易》以象数组成符号和公式，是易学最古老的语言，用以说明宇宙间的自然现象及社会现象"，"是天道、物道和人道的缩影。"因此，象数必然具有丰富的宇宙信息的贮备，是八卦信息的载体。

正因为八卦象数是天道、物道和人道的缩影，是丰富的宇宙信息的载体，所以《周易》才成为一部预测学。现在国内外已根据八卦预测出行星的轨迹，行速，新的元素周期，八个电子结构等等，在气象、交通事故和自然灾害等方面也取得了令人瞩目的成就。《周易》预测的一个重要特点，正如著名易学家李燕指出的，是"非常态因果预测",即"先有数而后有象",这也是中国独特的"以数测象"法。一位芬兰国家科技院的学者断言:"中国《易经》在未来预测学方面的成就将会震惊西方。"

既然如此,能不能根据现代语声学原理,通过默念(无声言语)把八卦象数载有的丰富的宇宙信息转化为人体内具有一定能量的次声波,从而调节人体的生理病理状态,把无序变有序,使人体场与宇宙场谐调共振以达治病健身之功效呢?

这个思路实在是至关重要的,她已触到通往成功彼岸的大门。

易学的天人合一的整体观和现代全息律理论又给了她新的启发。天人合一的整体观认为,物质世界是一个相互联系、息息相通的整体,八卦是其基本的结构模式,大到宇宙天体,小到人体脏腑、细胞,都是如此。现代"自然全息律"的理论认为,整个宇宙从宏观到微观都具有全息律。现代"生物全息律"的理论认为,生物任何一个小的局部都是整体的"缩影",整体与局部之间都有全息性质的联系。

由此可以推出这样的结论:八卦是整个宇宙的全息缩影,人体又是整个八卦的全息缩影,而人体的每个脏腑甚至每个细胞又是人体八卦的全息缩影,它们之间具有全息性质的联系,是一个息息相通的整体。

李山玉大夫设想:当患者默念一组八卦象数的时候,会形成具有一定能量的信息波,这些信息波会从大脑向体内各脏腑全方位输出。当这些信息波唤醒、激活并发动起各脏腑和细胞中相应的八卦信息并汇集成具有一定能量的信息波的时候,就能同时完成两项任务:一是整体功能的调节,二是向局部"病灶"冲击,使"病灶"部位的八卦结构从无序转化为有序,使人体场与宇宙场达到同步协调共振,从而实现天人合一,体内经络通畅、阴阳平衡、气血调和,达到了治病健身之目的。

很显然,这是李山玉大夫关于八卦象数疗法的机理的假说或猜想。假说和猜想虽然可以成为科学的先导，但毕竟需要论证和实践的检验。

李大夫很快从《周易》和其他古典文献中找到了关于乾为首、大肠；兑为口、肺；离为目、心；震为足、肝；巽为股、胆；坎为耳、肾；艮为手、胃；坤为腹、脾的论述，找到了把"天地之数"用于方剂之中的记述，还发现了古代名医方剂中关于"数"的妙用。如方剂中用"大枣六枚"，不分大小，不分重量，只用"六"，这是偶然的吗？她反复思索，她认为，这六枚大枣不仅使枣的药性起作用，同时这个"六"也是一个信息的载体，这说明古人已把象数和药物结合用于临床。她认为，古人的经验极为宝贵，但还需进一步发展。她觉得把象数按易医之理加以组合，用默念的方式独立地运用于临床完全是可能的。

走到这一步，李大夫已夜不能寐了。

她开始在自己身上进行实验。夜深人静，她专注地默念不同的象数配方，并一一记录下自己的体验和各种各样的生理病理反应。后来选择部分象数配方与针灸结合用于临床，再后来，把八卦象数独立地运用于临床。

她一连上了三个台阶，标志着一种简单实用、疗效奇特的八卦象数疗法已经诞生！仅1991—1993年对1860名患者的临床观察，其有效率在90.8％以上，临床治疗七十多种常见疾病及疑难杂症（详见本书[附二]八卦象数疗法的临床实验），有些疾病的疗效之奇特常常使李大夫本人也感到吃惊。

赤峰教育学院一女职工，50岁，鼻孔左侧危险三角区内生一疔毒，因其根深毒剧致使下颌淋巴肿痛，两便不通，全身麻木行走困难。同志们认为此怪病难治，劝其转院去北京。然而谁能想到这样的疾病没扎一次针，没吃一片药，在五十多天的治疗过程中，全靠默念李山玉大夫不断调整的八卦象数而治愈。这位职工感激地说："回想起来像是做个梦，真不知道怎样感谢李大夫这几个数字。这几个神奇的数字治好了我的病。"(见本书典型病例52)。

赤峰三道井子乡农民王××，53岁，左腿患脉管炎已两年多，多方求医无效，医院劝其截肢。他走投无路时来到李大夫诊室。先用针灸，疗效不佳，后改用八卦象数疗法。令其默念一组象数。10分钟后，即感到患肢血液在流动，脚趾冒凉气，自觉舒服，后来每周复诊一次，先后治疗二十余次，基本治愈并能参加农田劳动(见本书典型病例85)。

赤峰教育学院英语专业女学生陈××，因母亲去世悲痛欲绝，终日哭泣。一日喉部突然不停地发出节律之声，同室的亲友均能听见。去当地医院求诊，大夫们均说"未见过此病"，实无良策，后来到学院李大夫处求诊。李大夫令其默念一组象数。2分钟后，喉部的发声减弱，节律不显。20分钟后，喉部节律之声消失。嘱其回去后继续默念。第二日追访已愈。十几日后再访，疗效巩固(见本书典型病例6)。

本学院教师一女儿汪××，26岁(赤峰电厂职工)产假期突然感到右侧乳房胀痛，有一鸡蛋大小的硬块，浑身发烧。经诊为急性乳腺炎。李大夫令其默念象数，3小时后，"硬块"奇迹般消失，病愈(见本书典型病例13)。

赤峰第三地质队职工王××，25岁，口腔左侧有一肿包，疼痛得不敢吞咽，并引起偏头痛。诊后令其默念象数约10分钟后即感轻松，疼痛基本消失，回家后继续默念半小时左右，口腔中的肿物奇迹般消失，他高兴得拍手称绝(见本书典型病例18)。

这一件件"不可思议"的事例实在不胜枚举。李大夫在本书的临床资料中选取了101个典型病例，每个典型病例后有"方义"(解释象数配方的易医之理)和患者自述。这些"病例"和"自述"，就像一个一个的小故事，通俗易懂，生动有趣且有些神奇。然而这毕竟不是"美丽的传说"，而是一个又一个客观存在的事实，虽然迄今为止，八卦象数尚有许多未解之谜，但是它的"巨大威力"

已不容否认。十年磨一剑。十年临床，李大夫成功了！八卦象数疗法终于破土而出，并充满自信地屹立于祖国医学之林。

北京胸科医院的一位同志秦××通过自己的切身体会把八卦象数疗法与发放外气的气功疗法进行了比较，在给李大夫的信中说："多次发放外气后，也有疲劳感，特别是治疗初期，不会排除病气，常常为别人解除了痛苦，自己却增加了病痛。学会排除病气之后，当然好些，但是每日连续多次治疗，也感疲劳。如若教病员功法，往往因功法烦琐，病人不愿接受，即使当时接受了，往往不能持之以恒，因此收效不佳。读了《中华气功》(1993年第4期)您的《八卦象数疗法》后很感兴趣。我按您叙述的方法为二十多人次的内科、外科、皮肤科等十多种疾病进行治疗，均收到明显疗效，病人无不拍手叫好，为此，我在这里代表广大病人及其家属向您致以衷心的谢意！也为您献出该功法造福于广大人民深表敬佩！"

因这类来信很多，不能一一引用。这些来信不只是表达了人们对李大夫的感激之情，同时也是对八卦象数疗法的实用价值、社会价值的一种肯定。特别应该指出的是，这些来信还触及到这一疗法的一个重要问题，这就是八卦象数疗法的特点。

李大夫根据临床实践，把八卦象数疗法的特点概括为："自然"，"自由"，"自为"和"一把钥匙开一把锁"。

"自然"：是指这一疗法要求患者默念象数时，要心态自然，形态自然。不需要特殊的外部动作，不需要特殊的姿势，不需要特殊的意念。

"自由"：是指这一疗法要求患者在默念象数时可以自由地、随时随地地进行，不需要选择时间、地点、方位。茶余饭后、清晨夜晚、行走坐卧、刷牙漱口、看电视、闲聊时……都可以。

"自为"：是指这一疗法只要求患者独立自为，不需要借助千百人组成的气场，不需要气功师的暗示和诱导，不需要气功师发放外气。

"一把钥匙开一把锁"：是指这一疗法讲究因人而异，因病而异，辨证施治，不是"一组象数配方打天下"，而是因人因病而定不同象数配方，即人不同，病不同则"数"不同。不是万人练一种功，千人念一个数，是一把钥匙开一把锁。

写到这里，我们又触及到八卦象数疗法的一个十分关键的问题，即如何辨证施治、取数配方的问题。在这一点上，它与中医十分相似，因此有人说它是"无形之中药""不动之气功"。象数威力再大，倘若不能正确取数配方，也难以达到治病健身的目的，甚至适得其反，给患者带来新的痛苦。为此李大夫走过了一个非常艰苦的路程。

八卦象数疗法的临床实践证明，作为一个医生真正掌握这一疗法，必须掌握《周易》和中医的基本理论，懂辨证施治，否则就不会真正理解和掌握八卦象数疗法的"八卦为体，五行为用；比类取象，以象定数；辨证施治，平衡阴阳"的原则，不能真正理解和掌握取数配方的具体方法，即：

按八卦之象取数配方；按五行生克取数配方；

按藏象学说取数配方；按君臣佐使取数配方；

按经络循行取数配方。

所有这些都是李大夫多年临床实践经验的概括，她说："作为一个有责任感的医生，来不得半点虚伪和骄傲，要下苦功夫。象数配方不能简单对号，不是头痛就念1，脚疼就念4，八卦象数疗法的学问全在辨证施治与取数配方之中。"

那么这个"一把钥匙开一把锁"的特点，会不会影响这一疗法的普及呢？对这个问题，李大夫有自己的见解。她认为："八卦象数疗法具有自然，自由和自为的特点。这为其普及创造了有利的条件。而一把钥匙开一把锁，这正是一种光辉的哲学思想，是祖国传统医学一再强调的求实精神，只要疗效好，会被广大患者所接受。八卦象数疗法不追求表面上的轰轰烈烈，它追求的是实用和实效。"

在临床上崇尚求实精神，追求实用和实效，朴朴实实，扎扎实实，老老实实，实实在在，这正是李山玉大夫的品格！也是她人生价值观的基本内涵。这种品格也生动具体地融合在她的这本专著之中。读者会发现，她在《八卦象数疗法》一书中，通篇是朴实和诚实的文字，没有故弄玄虚，没有哗众取宠，把她能告诉读者的一切都毫无保留地奉献出来。

本书结构分明，讲述了有关《周易》和中医的基础知识，详细地讲述了八卦象数疗法临床应用中的各种问题，她列举101个典型病例，每个病例后面均有方义和患者自述，三者相互联系，相互印证，浑然一体。这些宝贵的资料，不仅向广大患者提供了现成的"验方"，同时也向社会展现了八卦象数疗法的强大生命力！

我们相信，八卦象数疗法会带着温馨的微笑，很快地走进千家万户……

《赤峰日报》记者　陈明　1993年12月

再说八卦象数疗法

　　八卦象数疗法是一种易、医、气相结合的信息疗法，属于自然疗法的范畴。它是以易学中的天人合一的整体观为核心，以中医的藏象理论为基础，以气功的场效应为机理，以默念方式为基本操作方法的自然疗法。象数疗法诞生以来，以她简捷、自然，既疗疾又健身的独特疗效走进千万百姓家。

　　现再述如下内容：

一、八卦象数疗法源于《易经》

　　《易经》是人类智慧的宝典，是中华民族文化的源头活水，它认为世界是宇宙自身运动发展的结果。它认为宇宙发生的过程是"易有太极，是生两仪，两仪生四象，四象生八卦"，这是宇宙生成论，是万物起源的学说。伏羲所画的八卦，是先民们在同大自然长期斗争中，仰观天，俯察地，"近取诸身，远取诸物"的智慧和经验的总结，是"以类万物之情，以通神明之德"。八卦是对宇宙万事万物运动变化规律的一种至易至简至深的表达模式。

　　八卦象数是宇宙八卦的序数。按易学观点，这八个数是伴随宇宙八卦生成的过程而产生的，是八种物象的客观属性，是天地雷风水火山泽最基本、最主要的象数，亦是类万物之情的象数。宇宙是物质、信息与能量的统一。八卦象数的组合载有宇宙万物的信息，而不同的信息又能转化为不同的能量。作为统一整体的天体大宇宙和人体小宇宙都是如此。是天人合一的规律，形成了八卦象数疗法治病健身的核心思想。当然，这种天人合一观，暗含着某种现代科学尚未破译的"千古之谜",内蕴着中华民族历久弥新的辉煌。八卦象数疗法正是吸收了这一宝贵的精华,才使其沿着中华民族优秀传统文化的轨道不断发展。

二、基于中医 效于气场

易医同理又同源。中医学,是几千年来中华民族同各种疾病作斗争的过程中总结出来的,是极具特色、极为丰富又极为系统的理论,是人类文明发展的高峰,为中华民族的繁衍生息、发展富强做出了不可估量的贡献,她以博大的内涵辉映着中华民族的历史。八卦象数疗法一直把自身的理论体系和实践模式牢牢地置于中医学的"基石"之上,将其阴阳,五行学说、藏象理论与气功有机地融为一体,进行了新的创造。紧紧地抓住"正气内存,邪不可干,阴平阳秘,精神乃治"的治疗要领和"八卦为体,五行为用,比类取象,以类万物,以象定数,辨证施治,平衡阴阳,效于气场"的配方要领,充分调动人体内在的那种"自我组织,自我防御,自我修复,自我调节"的场效应,以达到治病健身之目的,对医疗学做出了发挥、致远、贡献。

三、实践出真知

八卦象数疗法,是我在李健民副教授协助下经10年临床实践的艰苦探索而创造出来的。我在自己身上进行了反反复复的长久实验,才总结和揭示出这一疗法的内在规律,然后逐渐应用于临床。当然,这一疗法在实践过程中的艰辛难以言表。不经寒彻骨,难得梅花香。

八卦象数疗法是实践的产物。它能否治病健身,为民造福,必须以实践为检验的唯一标准,一切必须用客观存在的事实来说话。为此我们在专著中构建了这样一个新的体例,即书中(第一版)选取的101个典型病例中,不仅列有配方和方义,同时还有"患者自述",让患者本人"实话实说",体现出"实践是检验真理的唯一标准"。

"比类取象 以类万物"，我及学员在近年来的典型病例中，同样浓缩着这一思想。

四、求实为本

八卦象数疗法在研究过程中，运用的是中医传统的临床观察方法以及《易经》中"比类取象 以类万物"的思维方法。虽然这种方法与现代的实验方法相比有某些局限，但她却揭示了天人合一的深邃内涵。为了保证这一实验的真实、客观、可靠，我们在实验过程中注意控制条件，即在治疗过程中把象数疗法与其他疗法尽量分离，以观察象数疗法自身的真实疗效，然后将随即取样的临床资料进行统计。

实践表明，象数疗法确实疗效奇特（只要配方合理），以待挖掘不已。它作为一种"自然疗法""无药疗法"，是通过默念象数治病健身的，是一种场效应。我们在专著中明确指出：象数疗法可以单独使用，也可以同其他疗法结合使用。在医疗实践中，患者根据自己的病情可以单独选用任何一种疗法，也可以同时选用多种疗法。如果象数疗法与其他疗法合理结合，会产生互补效应，提高疗效。如果象数疗法与其他疗法结合得不合理，会相互干扰，产生负效应，影响疗效。总之，要从患者的实际出发，"穷则变，变则通"。

五、辨证施治

八卦象数疗法特别强调辨证施治，反对"千人一方""千人一数"，要因人而异，要"一把钥匙开一把锁"。我们在辨证施治过程中不仅"同病异治"和"异病同治"，而且还注意对同一患者的同一疾病进行"动态把握"，即根据病情的变化及时调整"象数配方"，不能不考虑病情的变化而追求"一方定乾坤"，只有动态地把握病情的变化，辨证施治才能收到更好的疗效。

六、效天法地

象数疗法以她简捷、独特的疗效深受欢迎，同时由此而相伴着对作者的赞赏、崇敬、歌功。老子曰："一曰慈，二曰俭，三曰不敢为天下先"，这是有志者修行之宝。

象数疗法借用了"天人合一"之功，而个人之力所不及，功归天地，为自然之道。我们唯一宗旨为效天法地，自强不息，厚德载物，以德为本。又谨以共勉。

作者　戊子年冬月

八卦"以通神明之德，以类万物之情"
——漫谈八卦象数疗法与养生

一、八卦象数类万物

天人地万古不变的规律均在这后天八卦之中，故人出生以后就生活在后天；而这个看得见摸得着的机体，总是有一个看不见，摸不着的无形的先天八卦场来操纵，也就是说人的意识、人的任何部位、人的任何地方、任何范围，人的一言一行都有一个八卦象数来对应。换言之，人的任何一个细胞，任何一个局部都包含着你全身的信息、八卦场的效应，其大无外其小无内。故任何一个象数配方除调节局部，同时也在调节全身。如常州的一学员因病默念象数配方640.30.80达四个月之久后，在体检中，原患有的左心室肥大（医生曾告其已肥大的左心室不可能复原）、高血压、冠心病、颈椎增生、肾结石等全部复常，唯有血压时有波动，这样的例子不胜枚举。这即是上述之理，是物物一太极之理：故将任何一个象数配方视为一个人体，位于前的象数先起作用，因此将第一元象数针对主证而设。总之，任何一个象数都是与宇宙沟通的小天地、小乾坤——牵一发，动全身。

根据"天人合一"之理，宇宙是八卦场，人体亦是八卦场，故默念一组合理的象数配方（即八卦、阴阳、五行合理的生克制化），不仅可调节相关的疾病，更可强身健体。因为常默念八卦象数，可与宇宙八卦场同步共振、同化，自然一身浩然正气，"正气内存，邪不可干"。

易经告诉我们，人的命运掌握在自己手里，"我命在我不在天"。自助则天助，自助则人助，只有天道一样利人利物、自强不息；只有象地道一样"直、方、大"方可自天佑之、吉无不利。乾坤是神圣的、伟大的，乾坤是人类永远效法的典范。

有一本书叫《大便书》（为日本两位专家所著），它不仅淋漓尽致的说明了大便的种种变化是人类健康的反映，同时更深层地说明了，大便这一"不洁物"是"自然循环""排泄物循环"的重要环节，是"地球循环"持续运转的关健；也就是说，大便的"不洁物"，为了维护地球生态而担任重要职务。按比类取象，大便可归类于坎卦，亦就是说宇宙的八卦场缺一不可。象数配方中的任何一个象数均在担当着"损有余，补不足"的"替天行道"的重任。可以说，经常默念象数可使机体处于一种自我修复、自我平衡、自我排毒的推陈出新，更新换代的如环无端的动态平衡状态。这就是通过调场影响机体的"天人合一"的状态；通过无形，改变有形。

二、阴阳为法，推演为术

八卦象数疗法是利用八卦场，通过五行生克规律，"补不足，损有余"达到阴阳平衡的。

在象数配方中，方有阴阳，数有阴阳，0有阴阳，任何一个合理的象数配方均可调解机体的阴阳平衡，而这种平衡又是一个动念平衡状态，随时空的变化而变化。如为止痛降浊而念配方：0007000，若念时间过久，往往会出现下肢沉重或腰部发板的感觉；此因为艮7为止而沉重，又艮7为土，土克肾水而发板。又如 4000 可疏肝气，可明目（肝开窍于目），但有人念时间较久可引起胃不适，为震木克艮土。故只要出现不适即可调方。

又如冬季默念 640.820，会感到发冷，若改念 380.650 方，即感温热。八卦象数均含时空的信息，阴阳的属性；前一方偏阴，后一方偏阳，故有上述感应。

又如急性寒泻可试念 33380.1650.377720，可强力暖腹去寒，止泻降浊。方中 33380 可猛攻腹中寒邪而温脾健运；1650 可去肠中之寒，暖周身；3777 可加强止泻又温中，后加"2"可止而不滞，调气机；此方可随症状缓解而调方。一般重叠的象数多用于急症、重证；随症状缓解而调方，随其阴阳消长。

又如杨××为一年过九旬老者，疗其"大面积心梗"，当时医院已下病危通知，杨××为其配方，杨××当时想："只要心跳，喘气就死不了"。（典型的形象思维），故为其配方 4300.260 念至 3 日即复常。但此后未再持念，其想再犯病时再念，约半年后突发心梗而亡。显然由于平时不念，心脏功能未有复常之故。故切忌不论何疾，待症状消失后，仍需持念以固疗效，同时健体。

一个合理的象数配方在默念过程中，大多会出现舒适、轻松、精力充沛的感觉；凡是这样的配方可继续持念，待出现不适时再调方。

中医曰"胃以喜者为补"，也就是根据味觉而进食，这其实是身体自身的"补不足，损有余"的功能，是合于天道；象数配方也如此，舒适为要。人的感觉就是天道。

有象数配方中形象思维妙趣横生，如念 650，走路轻松，似有脚（坎 6 为足）底生风（巽为风）之感。念 720 走路似有足（艮 7

为足）底生气（兑2为气）之感。

又如有一文盲朋友，凌××为一邻居治胆结石，令其念720.40而愈。他想艮7为石头，兑2破坏石头，4为雷，为震碎石头，为碎石机。（此友悟性极好）

由此可展开你形象思维的翅膀而遨游一番神秘的象数世界。

三、后天之本——脾胃

中医所讲的脾胃不仅是它的本身，而更重要的是指它的功能。人出生以后生活在后天，也即遵循着生、长、壮、老、已的规律。脾胃在人体中不仅承担着整个消化系统的功能，而它更重要的意义为脾胃运化之功代表着整个脏腑的功能；换言之，即代表整个机体的生、长、壮、老、已；再大而言之即浓缩了一年之中春夏秋冬的变化，这才是"脾胃为后天之本"的要义。

乾卦，善用阳刚，创始养育万物；坤卦则善用阴柔，顺从承受天的法则，形成和负载万物，遵循着春夏秋冬，运化不息。由此可引申为保护环境，保护大自然，也就关系到保护我们的脾胃。在象数中脾胃为8、7，她们在承担着后天的运化，后天的规律。

现在很多专家、学者已证明辟谷、节食对人体的祛病、健身、益寿、修道的深远意义，所以人体很多疾病、短寿等，是与人吃的太多有关，人吃的太多，直接影响了脾胃的运化功能，而导致各种疾病，所以食物与人的健康有千丝万缕的联系。日本民间有位著名的相学家说："节食是对天地的功德"，这一内含哲理的话匪夷所思；它直接关系到脾胃的运化，后天的运化，而顺应天道。

节食亦好、辟谷也好，均是对心性的艰苦磨练（若欲求辟谷的内含,请参阅民间传统文化的学者陈全林老师的《辟谷道论》),是改变人生的磨练。心为离卦3,为君主之官,统领魂魄,故"主明则下安","主不明则十二官危"。节食、辟谷似是小举,若作为"天人合一"的修炼,可谓内含大道,它维护了机体先后天的平衡与稳定,但节食辟谷也时时受到心性的干扰。是明君?还是昏君?在一念之中把握自己,做自己的主人。在有饥饿感时可试念380.650或650.380或33380.650或650.3870。

节食也好,辟谷也罢,不能只处于好奇而浅尝辄止。应立足于保护环境,保护生态平衡,激发潜能,探索生命的自然轨迹中。

很多专家、学者均提到吃食物中的细嚼慢咽,同时提倡每口直嚼30次,以充分发挥唾液的作用。唾液,中医称津液,修炼者称玉液,总之促进唾液的分泌,为心肾相交的过程,为水火既济;也是"天地交而万物通"的泰卦状态;是千口水"活"的生命状态。为健运脾胃,补中益气的状态。常默念650.380.720(或念66550.380.720)口中生津,增力;不妨一试。有助于节食、辟谷、御寒,健运益气。

四、天人合一,善待万物

日本作家江本胜所著的《水知道答案》一书中提到,生活的答案是"爱与感谢",也就要尊敬水,尊重万物。据天人合一之理,万物都是宇宙的杰作,都有灵气;善待万物自然会得道多助。善待万物,自然包括动物;由此而素食。可谓维护生态平衡,保护环境,保护自我。善待万物,自然会"重积德者无不克,无不克者莫知其极"。

天道永远在"补不足,损有余"的动态平衡之中。

常默念一组象数配方（或将配方写于胶布，贴于相关的穴位或部位。心区除外），是与八卦场同化、共振的过程。八卦象数有通天彻地的灵气，通神明之德以类万物。不仅调节机体，同时在调节心态，改变人生。善待万物就是遵循八卦场，是法天、法地、法自然。

作者　己丑年甲戌月

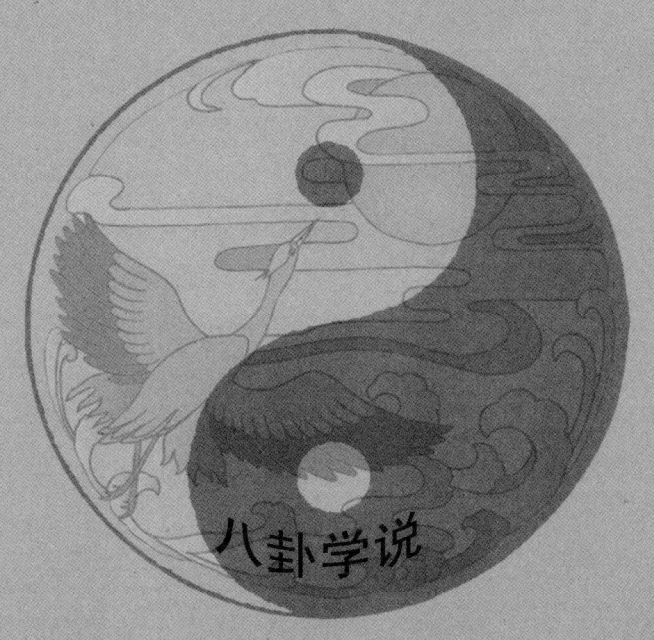

八卦学说

迄今已有两千多年的历史,在其他预测方法中,先天数,均占有重要地位。这是八卦象数疗法取用先天数的依据。

在八卦象数疗法的临床实践中,也充分证实了先天八卦数与人体的对应关系。

第一章 八卦学说

八卦象数疗法的象数源于《周易》，八卦象数疗法是通过默念一组象数密码治病健身的简捷疗法。象数是《易》学的基本内容，一部《周易》全在象与数。《易·系辞》说："象者，象也；象也者，像也。"即形象、征象之谓。换言之，象是指宇宙万物阴阳之象；数是指宇宙万物阴阳之数。象是数的物质基础，数是象的抽象思维。"象以定数""数以征象"，二者密不可分，实为一体，均含有丰富的宇宙信息，是天道、地道、人道的缩影，是人体八卦场与宇宙八卦场达到同步共振的重要媒介。

八卦象数疗法，是运用八卦的象数疗疾健身的一种疗法。所以要学习研究八卦象数疗法，需要熟悉和掌握八卦的基础知识。

八卦象数疗法亦简称"象数疗法"。

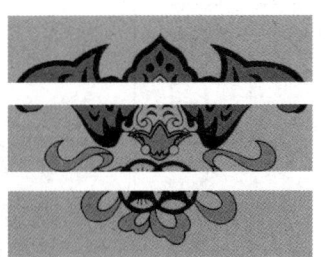

第一节　八卦学说的基本内容

八卦，是由阳爻（—）、阴爻（— —）配合组成的三爻卦，是《易经》中象征宇宙中八种最基本现象的符号，是代表万物的性能均由阴阳两气演化，是包罗万象的整体。

八卦包含了宇宙万物的整体观、运动观、平衡观，八卦象数疗法在以"八卦为体，五行为用"的关系中，正是体现了这一宇宙永恒的原理。

八卦学说是象数疗法的核心理论。八卦是一种三爻卦，共有八个，称为经卦或单卦。八卦都有一定的卦形、卦名、象征物、功能属性等，见下表：

表一

卦面	歌诀	卦数	自然	基本功能属性	五行	人体	家庭关系
☰	乾三连	1	天	健	金	大肠、首	父
☱	兑上缺	2	泽	悦	金	肺、口	少女
☲	离中虚	3	火	丽	火	心、目	中女
☳	震仰盂	4	雷	动	木	肝、足	长男
☴	巽下断	5	风	入	木	胆、股	长女
☵	坎中满	6	水	陷	水	肾、耳	中男
☶	艮覆碗	7	山	止	土	胃、手	少男
☷	坤六断	8	地	顺	土	脾、腹	母

第二节　卦象与卦数

象数是八卦学说中常见的术语，其内涵神威无穷。最基本的是八卦之象；每个卦象均含有一定的数，即"象以定数"，"数以征象"，象、数实为一体。现简述卦象与卦数。

所谓卦象，就是每一个卦所象征的各种事物。"易者象也"，《周易》的本身就是象的归纳。

八卦代表宇宙万事万物的基本性质，万事万物的性质可抽象为八种。《说卦》中说："乾为马，坤为牛，震为龙，巽为鸡，坎为豕，离为雉，艮为狗，兑为羊。乾为首，坤为腹，震为足，巽为股，坎为耳，离为目，艮为手，兑为口"等。这里的"为"字不是固定不变的"是"字，应理解它为相对的，不固定的。也就是八卦可以代表任何东西，它所代表的事物是无限的。但它本身却什么都不是（关于八卦之象的其他万象归类，限于篇幅不展开论述）。

我们从中可以理解八卦"比类取象"的内涵，逐步循其规律，才能在人体生理、病理之象的取数配方中灵活运用。

所谓卦数，就是八卦各所象征的数字。八卦各所象征的数字，分为先天八卦数和后天八卦数，象数疗法中取用的是先天八卦数（见上表）。

第三节　八卦图

关于八卦的图式，古人留下了先天八卦图和后天八卦图。传说先天八卦图为伏羲所画，故称"伏羲八卦图"。它包括"伏羲八卦方位图"和"伏羲八卦次序图"两种图式；后天八卦为文王所制，故称"文王八卦图"。它也包括"文王八卦图"和"文王八卦次序图"两个图式。我们在研究先、后天八卦的方位图和次序图的过程中，就可以了解八卦象数疗法，为什么取用先天数和后天图的原因。下面分述先天、后天八卦的有关内容。

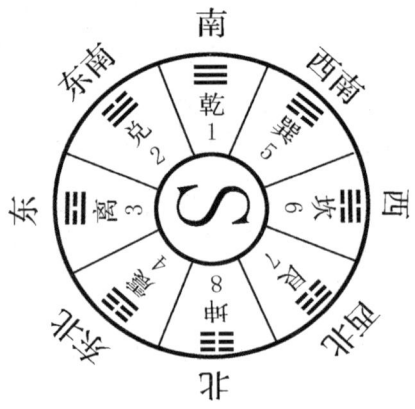

1. 先天八卦方位图

以上图所示：

乾卦居南方，卦数1；

兑卦居东南，卦数2；

离卦居东方，卦数3；

震卦居东北，卦数4；

巽卦居西南，卦数5；

坎卦居西方，卦数6；

艮卦居西北，卦数7；

坤卦居北方，卦数8。

古人以上为南，下为北，左东右西。这个图即称"伏羲八卦方位图"。

《说卦》中有："天地定位，山泽通气，雷风相薄，水火不相射。"这是先天八卦方位的理论依据。

这段话用八种象征物分别代表八卦，说明了它们的方位。也就是天地（乾、坤二卦）、山泽（艮、兑二卦）、雷风（震、巽二卦）、水火（坎、离二卦）两两相对，形成先天八卦方位图，也称八卦对待图（"对待"，即对称、对峙之意）。如此，先天八卦把空间定下来，而且把宇宙万物自然现象用八个属性定下来。故先天八卦图是天地自然之象的模拟图。为此反映的是本原的规律性，是先天存在的。

《系辞》说："易有太极，是生两仪，两仪生四象，四象生八卦。"这就是先天八卦及其次序产生的过程，是宇宙形成的过程。

这个过程自然形成了一个次序，即乾为一，兑为二，离为三，震为四，巽为五，坎为六，艮为七，坤为八。故先天八卦生，自得其数。为此先天数自产生本身就是以世界的本原为源头的。不管在什么情况下，其卦序是固定的，是永远不变的，所以能包含宇宙万事万物的信息。这是八卦象数疗法取之先天数的依据之一。

北宋著名易学哲学家，易学象数学派集大成者邵康节先生独创的《梅花易数》预测法，即用的是先天八卦数，后天八卦图，迄今已有一千多年的历史。在其他预测方法中，先天数，均占有重要地位。这是八卦象数疗法取用先天数的依据之二。

在八卦象数疗法的临床实践中，也充分证实了先天八卦数与人体的对应关系（参见"典型病例"）。

"数以征象"，"象以定数"。《汉书律历志》曰："自伏羲画八卦，由数起。"象、数实为一体，是血肉关系，密不可分，是天人合一的媒介。

象数疗法认为物质世界是一个相互联系的整体，是一个息息相通的系统。而太极八卦是整个物质世界（宏观和微观）系统的结构模式，大到宇宙天体，小到人体细胞，均布列八卦结构模式，正吻合了现代"生物全息律""自然全息律"的理论。

为此当默念某一象数配方时，其信息或者以电磁波的形式，或者以光波、次声波的形式，总之是以波的形式传导，一是作用于整体，使其得以调节；二是作用于相应的部位，使其振动、激活，使相应部位的八卦场由无序态转化为有序态，使人体场与宇宙场同步共振，以收到疗疾健身之效。

卦象仪	八	七	六	五	四	三	二	一	八四两
	坤	艮	坎	巽	震	离	兑	乾	
	☷	☶	☵	☴	☳	☲	☱	☰	
	太阴		少阳		少阴		太阳		
	阴				阳				
太　极									

2. 先天八卦次序图

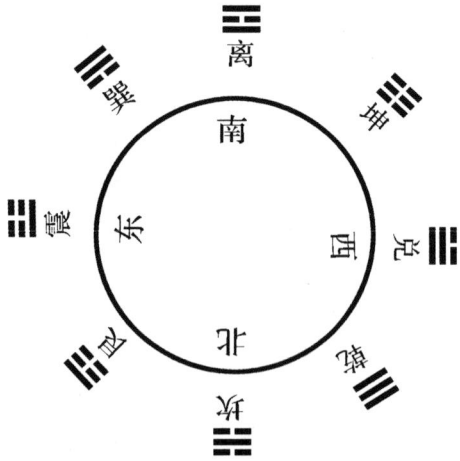

3. 后天八卦方位图

以上图所示：

离卦居南方，卦数 9；

坎卦居北方，卦数 1；

震卦居东方，卦数 3；

兑卦居西方，卦数 7；

巽卦居东南，卦数 4；

艮卦居东北，卦数 8；

乾卦居西北，卦数 6；

坤卦居西南，卦数 2。

传说后天八卦是周文王所制，故后天八卦又称文王八卦。后天八卦也是依据《说卦》所制。《说卦》中有："帝出乎震，齐乎巽，相见乎离，至役乎坤，说言乎兑，战乎乾，劳乎坎，成言乎艮。"这是后天八卦的理论依据。

后天八卦与四时、五方、五行的关系密切，它以五行相生为序，把天下万事万物按五行分类，纳入八卦之中，以四时的推移，显示出万物生长化收藏的运动规律。为此后天八卦所体现的是流动的过程，是动的画面。故后天八卦又称为八卦流行图（"流行"，即以时序变化运动之意）。

4. 后天八卦次序图

后天八卦次序图，与家庭中父母女子关系比拟八卦，以明乾坤是阴阳之根本，万物之祖宗。天地生万物，万物无不分阴阳之两性，即是指宇宙万物的变化规律（包括人在内）。

后天数是在运动变化中形成的，又以人事为基准，故很难包含自然界万物的生化信息，所以象数疗法中不能取后天数，而是用的先天数，后天图。

综上所述，先天八卦图与后天八卦图是一个对立统一体，是体用关系。先天八卦图是天地自然之象的模拟图；后天八卦图为以四时的推移、万物生长化收藏的模拟，即天地阴阳相交图。先天图的理论核心是阴阳学说。

即乾天为阳，坤地为阴。阳气由震、离、兑而升，致乾而极；阴气由巽、坎、艮而降，致坤而极。

后天八卦的理论核心是五行学说。震、巽属木；离属火；坤、艮属土；兑、乾属金；坎属水。木、火、土、金、水是构成万物和人体的基本元素。故先后天八卦是以"先天为体，后天为用"，是体和用的关系。只有先天而无后天，就没有变化；只有后天而无先天就没有根本。八卦象数疗法正是蕴涵了这一先后天的体用关系。

如象数配方中，无不贯穿着以象取用的生理、病理的八卦之象（体）和贯以始终的五行生克制化过程（用）。

即以先天为体，后天为用；八卦为体，五行为用的密不可分的关系。

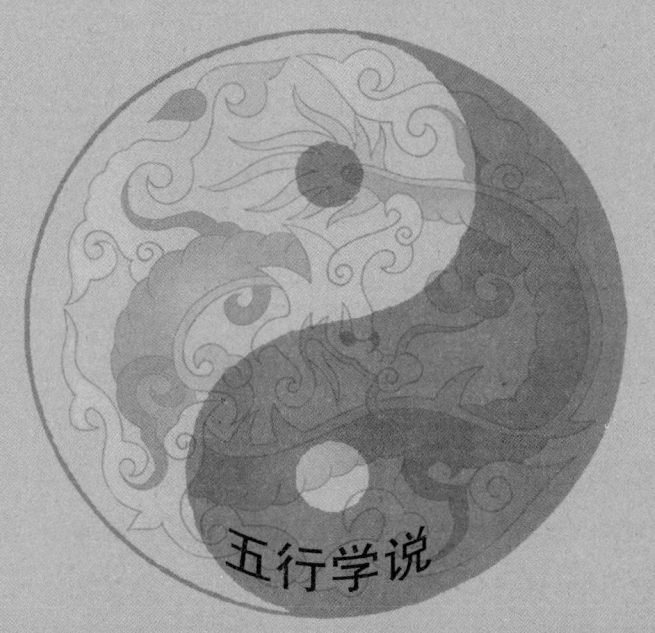

五行学说

如面色青、喜食酸味,脉见弦象,可以诊断为肝病;

面见赤色,口味苦,脉象洪,可诊断为心火亢盛。

脾虚的病人,面见青色,为木乘土;

心脏病人,面见黑色,为水克火,等等。

第二章 五行学说

五行学说认为宇宙间的一切事物（包括人在内）都是由木、火、土、金、水五种物质的运动与变化构成的。

"五"是指木、火、土、金、水这五种生活中不可缺少的物质；"行"是指运动变化。

古人把这五种物质的属性加以抽象推演，用来说明整个物质世界，并认为这五种物质不仅具有相互资生、相互制约的关系，而且是不断地运动与变化的。

人类发现五行的不断运动和相互作用是宇宙生灭变化的规律和原因。

宇宙这个大系统中，八卦具有五行属性。为此五行图貌似简单，但天地万物皆蕴涵其中。

五行学说具有光辉的哲学思想，是中国传统文化中重要部分。

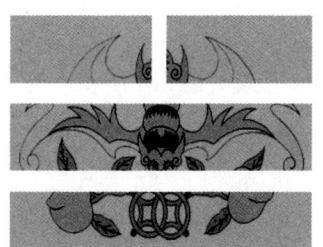

第一节　五行学说的基本内容

1. 对事物属性的五行分类

古代医家运用五行学说，将人体的脏腑组织、生理、病理现象以及与人类生活有关的自然界事物，用"比类取象"的方法，按其事物不同性质、作用、形态，分别归属于木、火、土、金、水五行之中，借以阐述人的生理、病理的复杂关系，以及人体与外界环境的关系。

参阅下图五行归类简表。

表二　五行归类简表

自然界						五行	人体				
五味	五色	五化	五气	五时	五方		五脏	五腑	五体	五官	五华
酸	青	生	风	春	东	木	肝	胆	筋	目	爪
苦	赤	长	热	夏	南	火	心	小肠	脉	舌	面
甘	黄	化	湿	长夏	中	土	脾	胃	肉	口	唇
辛	白	收	燥	秋	西	金	肺	大肠	皮	鼻	毛
咸	黑	藏	寒	冬	北	水	肾	膀胱	骨	耳	发

古人将万事万物以"比类取象"的方法归纳为五大类，使人们更简单、更有规律地认识世界。

这种规纳法，基本上已经不是木、火、土、金、水本身，而是按其特点，抽象概括出不同事物的五种属性：即木性的特点是生发、柔和，凡具有这种特性的便概括为"木"；
火性的特点是阳热、上炎，凡具有这种特性的便概括为"火"；
土性的特点是长养、变化，凡具有这种特性的便概括为"土"；
金性的特点是清肃、坚劲，凡具有这种特性的便概括为"金"；
水性的特点是寒润、下行，凡具有这种特性的便概括为"水"。

2. 五行的生克乘侮

五行学说主要以五行相生、相克关系来说明事物之间的相互关系。相生，即相互资生和助长；相克，即相互制约和克制。

五行相生关系是：木生火，火生土，土生金，金生水，水生木。
五行相克关系是：木克土，土克水，水克火，火克金，金克木。
五行的这种生克关系是循环无端、往复无穷的。
下图以示五行生克。

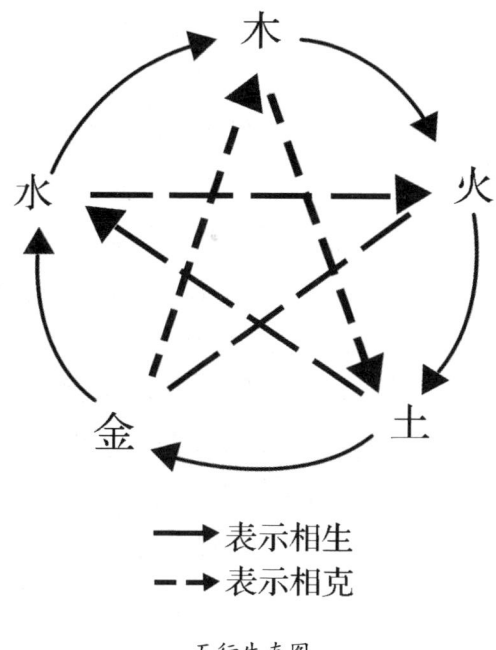

→ 表示相生
--→ 表示相克

五行生克图

这一规律是"顺次相生，隔一相克"。

在五行相生关系中，任何一"行"，都具有"生我""我生"两方面的关系；生我者为"母"，我生者为"子"，所以五行相生关系中，又叫"母子"关系。

在五行相克关系中，任何一"行"，都具有"我克""克我"两方面的关系，我克者为我所胜，克我者为我所不胜。所以五行相克关系中又称"所胜"和"所不胜"的关系。如木生火，则木为火之"母"，火为木之"子"，如金克木，木不能胜金，金为木之"所不胜"；木克土，木能胜土，土为木之"所胜"。

《类经图翼》说："盖造化之几，不可无生，亦不可无制。无生则发育无由，无制则亢而为害。"即没有生，就没有事物的发展和成长；没有克，就不能维持正常协调关系下的变化与发展。即生中有制，制中有生，才能运行不息。

换言之，自然界一切事物都是按木、火、土、金、水的相生顺序，同时，又是以木、土、水、火、金的相克顺序，周而复始，如环无端，不断地运动变化。

相乘、相侮则属于事物发展变化的反常现象。

乘，即乘虚侵袭的意思。侮，即恃强凌弱。

相乘即相克的太过，超过正常制约程度，是事物间的关系失却正常协调的一种表现。如木气偏亢，而金又不能对木加以正常克制时，太过的木便去乘土，使土更虚。

相侮是相克的反向，又叫"反克"，是事物间关系失却正常协调的另一种表现。如金克木为正常相克关系，若金气不足，或木气偏亢，木就会反过来"侮金"。

总之整个物质世界，不论是天体还是人体，都是严格按照五行生克，相对平衡和有序的规律才能保持内部的相对稳定性。

这也是象数疗法中所遵循的规律。

第二节　五行学说在中医学及八卦象数疗法中的应用

祖国医学应用五行学说，就是用事物属性的五行分类方法和生克乘侮的变化规律，来解释人体生理、病理的现象，并指导临床诊断与治疗。

1. 说明脏腑的生理功能与相互关系

五行学说，将人体的内脏分别归属于五行，以五行的特性来说明五脏的生理活动特点。

如肝喜条达，有疏泄的功能，木有生发的特性，故以肝属"木"；

心阳有温煦的作用，火有阳热的特性，故以心属"火"；

脾为生化之源，土有生化万物的特性，故以脾属"土"；

肺气主肃降，金有清肃、收敛的特性，故以肺属"金"；

肾有主水、藏精的功能，水有润下的特性，故以肾属"水"。

五行学说说明人体脏腑组织之间生理功能的内在联系。

如肾水之精以养肝；

肝（木）藏血以济心；

心（火）之热以温脾；

脾（土）化生水谷精微以充肺；

肺（金）清肃下行以助肾水。

这是五脏相互资生的关系。

肺（金）清肃下降，可以抑制肝阳上亢；

肝（木）的条达，可以疏泄脾土的壅郁；

脾（土）的运化，可以制止肾水的泛滥；

肾（水）的滋润，可以防止心火的亢烈；

心（火）的阳热，可以制约肺金清肃太过。

这就是五脏相互制约的关系。

2. 说明脏腑间的病理影响

五行学说也可以说明在病理情况下，脏腑间的互相影响。

如肝病可以传脾，是木乘土；

脾病也可以影响肝，是土侮木；

肝病还可以影响心，为母病及子；影响肺，为木侮金；影响肾，为子病及母。

肝病是这样，其他脏器的病变也是如此，都可以用五行生克乘侮的关系，说明它们在病理上的相互影响。

3. 用于诊断和治疗

人体内脏功能活动及其相互关系的异常变化，都可以从人的面色、声音、口味、脉象等方面反映出来。

五脏与五色、五音、五味以及相关脉象的变化，在五行分类归属上均有着内在的联系。所以在临床诊断疾病时，就可以综合望、闻、问、切四诊所得的材料，再根据五行所属及其生克乘侮的变化规律，来推断病情。

如面色青、喜食酸味，脉见弦象，可以诊断为肝病；

面见赤色，口味苦，脉象洪，可诊断为心火亢盛。

脾虚的病人，面见青色，为木乘土；

心脏病人，面见黑色，为水克火，等等。

疾病的发生和发展，有时和内脏生克关系的异常有关。

为此，在治疗时，除了对病变的本脏进行处理外，还应考虑到其他的有关脏腑，加以调治。

后世医家运用五行生克乘侮的规律，又制定了具体的治疗方法。如培土生金、滋水涵木、扶土抑木、壮水制火，等等。

上述这些五行生克乘侮的变化规律，必须理解掌握，才能用以指导象数疗法中的诊断与治疗。在象数疗法中，正是利用五行生克的变化规律，归纳出"母子补泻法"，贯以整个辨证施治。其"母子补泻法"，即含有五行生克制化的原理，又蕴涵八卦为体，五行为用的关系。

表三　母子补泻简表（设兑金 2 为"我"）

补　泻	母生我	我生子	我介于虚实之间
补	土生金 820		
泻		金生水 260	
平补平泻			金 20

此表仅以"土生金，金生水以及兑金介于虚实之间"为例。其他仿此。

"母子补泻法"参见"辨证施治"部分。

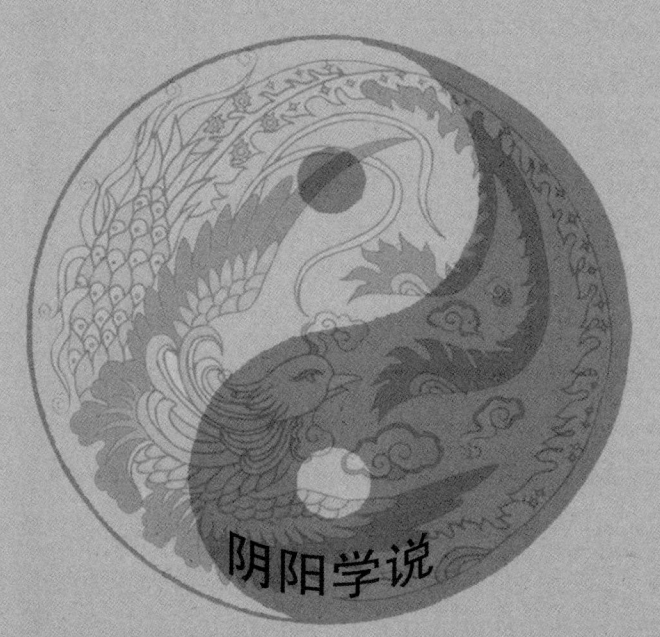

阴阳学说

例如望诊：见色泽鲜明者属阳，晦暗者属阴；

闻诊：听声洪亮者属阳，低微断续者属阴；

切诊：按脉搏，浮、数、大、滑、实者属阳，沉、迟、小、涩、虚者属阴。

第三章　阴阳学说

"一阴一阳之谓道",阴阳是宇宙间万事万物的属性。阴阳学说认为世界是由阴阳二气对立统一的结果。《素问·阴阳应象大论》中说:"清阳为天,浊阴为地,地气上为云,天气下为雨。"宇宙间的任何事物都包含着阴阳相互对立、相互联系的两个方面。八卦分五行,五行分阴阳,阴阳是《周易》之纲。

阴阳学说认为,宇宙间任何事物内部均可分阴阳两部分,而每一事物中的阴和阳的任何一方还可再分阴阳。这种事物既对立又相互联系的现象是无穷无尽的,即"其大无外,其小无内"矣。

阴阳代表着事物相互对立、相互联系的两个方面,但不局限于某一特定事物,阴代表阴性事物,阳代表阳性事物。

一般来说,凡是活动的、外在的、上升的、温热的、明显的、进行性的、机能亢进的,都属阳;而沉静的、内在的、下降的、寒冷的、隐晦的、退行性的、机能减退的,都属阴。足见,宇宙间任何事物都可概括为阴和阳两类。

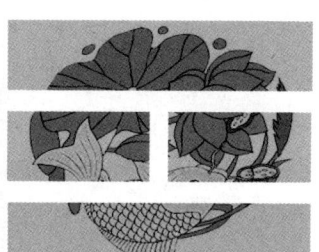

第一节 阴阳学说的基本内容

1. 阴阳的对立斗争

阴阳学说认为世间一切事物都存在着相互对立的阴阳两个方面。阴阳双方的相互对立主要表现于它们之间既是相互制约,又是相互斗争的。如:夏季本来是阳热盛,但夏至以后,阴气却渐次以生,用以制约炎热的阳;冬季本来是阴寒盛,但冬至以后,阳气却随之而复,用以制约严寒的阴。宇宙间一切事物的变化都遵循着一定规律,即经历着生、长、壮、老、死的必然过程。它是由初生而长成壮大,当发展到极度就归于消亡而变为另一种新的事物;当新事物成熟时已隐伏着消亡之因,当旧事物败坏之时,已孕育了新生之机。大宇宙如此,人体这一小宇宙亦如此。

人体在正常生理状态下,阴阳双方也不是平静地处于一个统一体中,而是互相排斥、互相斗争的。所谓人体"阴平阳秘"也是阴阳对立斗争中的动态平衡。总之阴阳双方的对立斗争,推动了事物的发展变化。

2. 阴阳的依存互根

阴阳双方即是相互对立的,又是相互依存的。任何一方,都不能脱离对方而单独存在。

如没有动,就无所谓静;没有上就无所谓下;没有热就无所谓寒;没有表,就无所谓里;没有实,就无所谓虚等。

所有相互对立的阴阳双方都是这样,阴依存于阳,阳依存于阴,每一方都以另一方为依存的条件。阴阳这种相互依存关系,称"互根"。结合人体的生理来说，也是如此，阴指物质居于体内，谓"阴在内"；阳指功能表现于外，谓"阳在外"。在外的阳是内在物质运动的表现，所以说阳为"阴之使"；在内的阴是产生机能的物质基础，所以说阴为"阳之守"。如果阴阳双方失去了互为依存的条件，即所谓"孤阴"和"独阳"，也就不能再生化和滋生了。

3. 阴阳的消长转化

阴阳双方是相互对立、相互依存的，但它们不是处于静止不变的状态，它们总是处于"阴消阳长"或"阳消阴长"互为消长的运动状态。

如自然界从冬至春及夏，气候由寒逐渐变热，这是"阴消阳长"的过程；反之由夏至秋及冬，气候由热逐渐变寒，这是"阳消阴长"的过程。

就人体而言，各种机能活动（阳）的产生，必然要消耗一定的营养物质（阴），这就是"阳长阴消"的过程。而各种营养物质（阴）的新陈代谢，又必须消耗一定的能量（阳），这就是"阴长阳消"的过程。

阴阳的消长正是推动了事物的不断变化和发展。在正常情况下，阴阳消长是处于相对平衡状态中，如果这种关系超出一定限度，不能保持相对平衡时，将会出现阴阳某一方的偏盛偏衰，以人体而言即会产生疾病。

事物的阴阳两个方面，当其发展到一定阶段，还可以各自向着相反的方向转化，阴可以转化为阳，阳也可以转化为阴。

《素问·阴阳应象大论》中所谓"重阴必阳，重阳必阴"，"寒极生热，热极生寒"，就是说明阴阳发展到一定阶段，可以互相转化。

在疾病的发展过程中，这种由阴转阳，由阳转阴的变化是日常可见到的。

阴阳的对立斗争，依存互根，消长转化是阴阳学说的基本内容。其基本规律贯以八卦象数疗法的始终。

总之"阴阳者，天地之道也，万物之纲纪，变化之父母，生杀之本始"。要想掌握八卦象数疗法，必须掌握阴阳学说。

第二节　阴阳学说在中医学及八卦象数疗法中的应用

1. 说明人体的组织结构

中医学把人体具有的相对属性的组织结构，都用阴阳来归类，认为人体是一个有机的整体，人的一切组织结构，既是有机联系的，又可分为相互对立的阴阳两部分。

大体来说，人体的上部属阳，下部属阴；体表属阳，体内属阴；体表背部属阳，腹部属阴；外侧属阳，内侧属阴；

以脏腑来说，六腑属阳，五脏属阴。

五脏之中又可分阴阳，即心、肺属阳，肝、脾、肾属阴。具体到每一脏腑，又有阴阳之分，如心有心阴、心阳之分，肾有肾阴、肾阳之分等。人体的结构尽管复杂，但都可用阴阳来概括说明，即所谓"人生有形，不离阴阳"。

2. 说明人体的生理功能

对人体的生理功能，中医学也是用阴阳学说来加以概括说明的，认为人体的正常生理活动是由阴阳两个方面保持着对立统一的协调关系的结果。人体的生理活动是以物质为基础的，没有阴精就无以产生阳气。而生理活动的结果由于阳气的作用，又不断化生阴精。如果阴阳不能相互为用而分离，人的生命活动也就停止了，所以《素问·生气通天论》说："阴平阳秘，精神乃治，阴阳离决，精气乃绝。"

3. 说明人体的病理变化

阴阳学说用来说明病理变化，认为疾病的发生，是阴阳失去相对平衡，出现偏盛偏衰的结果，疾病的发生和发展关系到正邪两个方面。人体的抗病机能——正气，与致病因素——邪气，以及它们相互作用、相互斗争的情况，都可以用阴阳来概括说明。病邪有阴邪、阳邪之分，正气包括阴精与阳气两个部分。阳邪致病，可使阳偏盛而伤阴。为此出现热证；阴邪致病，则使阴偏盛而伤阳，因而出现寒证；阳气虚不能制阴，则出现阳虚阴盛的虚寒证；阴液亏虚不能制阳，则出现阴虚阳亢的虚热证。尽管疾病变化复杂多变，但均可用"阴阳失调""阴盛则寒，阳盛则热；阳虚则寒，阴虚则热"来概括说明。

此外机体的任何一方虚损到一定程度，常可导致对方的不足，即所谓"阳损及阴""阴损及阳"，以至最后出现阴阳两虚。

4. 用于疾病的诊断

由于疾病的发生、发展的根本原因是阴阳失调，所以任何病症，尽管它的临床表现错综复杂，千变万化，但均可用"阴证"和"阳证"加以概括。

临床上常用的八纲辨证是各种辨证的纲领，而阴阳又是其中的总纲，以统领表里、寒热、虚实。

即表、热、实属阳，里、寒、虚属阴；

例如望诊：见色泽鲜明者属阳，晦暗者属阴；

闻诊：听声音洪亮者属阳，低微断续者属阴；

切诊：按脉搏，浮、数、大、滑、实者属阳，沉、迟、小、涩、虚者属阴。

所以，正确的诊断，首先要分清阴阳，才能抓住疾病的本质。《素问·阴阳应象大论》说："善诊者，察色按脉，先别阴阳。"

就是说明阴阳为辨证的总纲之理。

5. 用于疾病的治疗

由于阴阳偏盛偏衰，是疾病发生、发展的根本原因，因此调整阴阳，使其相对平衡就是治疗的基本原则。

如阳热盛，而损及阴液者（阳盛者阴病），可损其有余之阳，用"热则寒之"的方法；

若阴寒盛而损及阳气者（阴盛则阳病），可损其有余之阴，用"寒则热之"的方法。

反之，若阴液不足不能制阳而致阳亢者，或因阳气不足不能制阴而造成阴盛者，则必须补其阴或阳的不足。概括地说，就是"损其有余""补其不足"。总之，使阴阳达到新的相对平衡为原则。

象数疗法始终遵循"法于阴阳，合于数术"之理，使阴阳理论贯穿始终。

如阴虚阳亢之症，可滋阴潜阳，配方为640或20·640。可滋补肝肾；640为补肝，但"肝肾同源"，故实为滋补肝肾。

又如脾气（阳）虚，可健脾益气（阳），配方为380。380健脾益气（阳）。其辨证施治均以阴阳为纲。

总之八卦学说、五行学说、阴阳学说融会贯通，指导象数疗法的临床诊断和治疗。

表四　八卦阴阳五行配脏腑

五行	木		火		土		金		水	
阴阳	阳	阴	阳	阴	阳	阴	阳	阴	阳	阴
脏		肝		心		脾		肺		肾
腑	胆		小肠		胃		大肠		膀胱	
八卦	巽	震	离	离	艮	坤	乾	兑	坎	坎

宇宙即是人，人即是宇宙；宇宙即八卦，八卦即宇宙。八卦分五行、分阴阳，它们是宇宙论这个大系统中，可分可合的表达方式，是遵循"天人合一"的说理工具，是八卦象数疗法的理论核心。

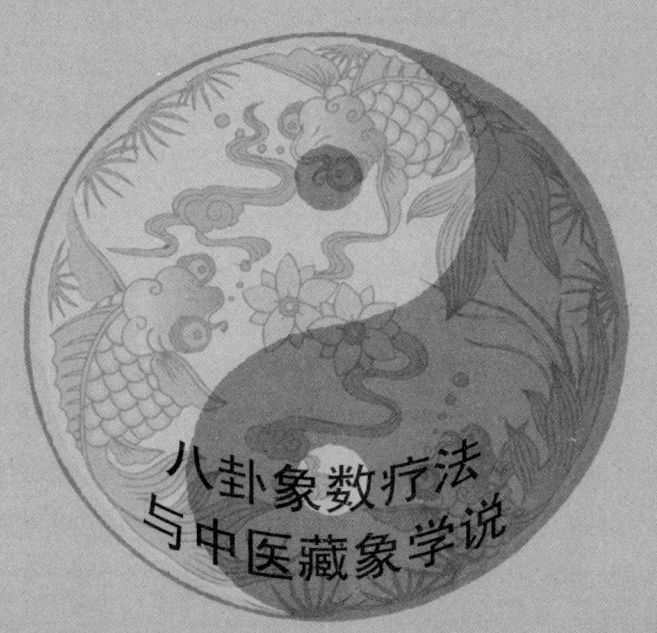

八卦象数疗法与中医藏象学说

中医的藏象学说是把天象、地象、人象合为一体,并将阴阳五行贯穿其中,是人与天地相应的整体观的精华。为中医内外相应"以外揣内"的独具特色的诊断奠定了理论基础。

第四章 八卦象数疗法与中医藏象学说

八卦象数疗法是以八卦学说为核心，以中医理论为基础，以象数为媒介的一种气功疗法。这里的中医基础理论，主要就是指藏象学说，因为藏象学说是中医的核心理论。

在临床实践中，八卦象数疗法的取数配方和辨证施治与中医的用药、针灸非常相似，其基本原则是一致的。所不同的主要是临床上，八卦象数疗法应用的是象数，而不是用草药或银针，因此不掌握中医的藏象学说，就不可能掌握八卦象数疗法。但是，八卦象数疗法在临床运用藏象学说的时候，又有自己的特点，比如在"比类取象"方面，不只是把脏腑的生理、病理之象归类于五行，而是更进一步归类于八卦，把八卦、中医与气功紧密结合，融为一体。把藏象学说又向前推进了一步。

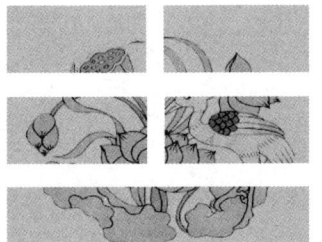

第一节 藏象学说综述

中医的藏象学说，简单地说就是关于人体的脏腑学说。这里的脏腑，不单是一个解剖学的概念，更重要的是一个生理、病理学方面的概念。

古人认为藏象有两种含意，一是指人体之脏，二是指比类取象。这里象既是包括脏腑外部显露出来的，直接可见的具体形象，又包括脏腑内部蕴涵的征象，也就是生理、病理之象。

所谓比类取象，简单地说就是用类比的方法来说明人体脏腑组织之间复杂的生理、病理现象，以揭示和把握各脏腑之间以及脏腑与环境之间的相互影响和相互制约的关系。

如按脏腑的不同属性、功能和特点与五行类比：

肝喜条达，有疏泄的功能，木有生发的特性，故以肝属"木"；

心有温煦的作用，火有阳热的特性，故以心属"火"；

脾为生化之源，土有生化万物的特性，故以脾属"土"；

肺气主肃降，金有清肃、收敛的特性，故以肺属"金"；

肾有藏精，主水的功能，水有润下的特性，故以肾属"水"。

脏腑理论用这种类比的方法，不仅把五脏六腑归属于五行，同时还把脏腑之间的生理、病理方面的复杂现象用五行生克制化的关系来类比阐述。

此外，中医的藏象理论用天人合一的整体观，运用"远取诸物，近取诸身"的原理，用"比类取象"的方法，把大自然的物质与人体脏腑相通应，如八卦中"巽为风"，《内经》把"风"善动的特性（即风之象）类推到人体病机方面，把凡是活动性的、善变的、游走性、动摇性的病症（如眩晕、震颤、抽搐、行痹等）皆类比为属"风"，从而创立了"风气通于肝"的理论等。

总之，中医在《周易》朴素的类比思维的基础上，把"比类取象"的方法，广泛地运用于病理学和生理学之中，推动了中医学的发展，构成了中医学独有的特色。

在八卦象数疗法的临床实践中，用"比类取象"的方法，即根据脏腑蕴涵的生理、病理之象以及它们的相互关系来取数配方，绝不是只根据各脏腑对应的象数来机械套用或简单对号，而是遵循"八卦为体，五行为用，比类取象，辨证施治，平衡阴阳"的原则（这一点后面将举例说明）。

中医的藏象学说是把天象、地象、人象合为一体，并将阴阳五行贯穿其中，是人与天地相应的整体观的精华，为中医内外相应"以外揣内"的独具特色的诊断奠定了理论基础。

为此杨力教授指出："中医藏象学说来源于《周易》，并在天象、物象和人象三结合中进行了发展，尤在接受易理、比类取象的基础上，使法象有了新的突破，创立了颇具特色的中医理论核心——中医藏象学说，赋予了中医学永恒的生命力"。（《周易与中医学》）

八卦象数疗法在临床实践中也证明，要真正掌握和运用八卦象数疗法，必须熟练地掌握和运用中医藏象学说。

第二节　藏象学说与八卦象数疗法

　　藏象学说，也就是关于脏腑的学说，脏腑，即五脏六腑和奇恒之腑三类。五脏指心（包括心包络）、肝、脾、肺、肾；六腑指小肠、胆、胃、大肠、膀胱、三焦。

　　脏与腑，主要是根据它们功能特点的不同而区分的。

　　五脏是贮藏精、气、神、血、津液的，六腑是主管食物受纳、消化、吸收、传导、排泄的，所谓"脏以藏为主，腑以通为用"。

　　六腑之外，还有奇恒之腑，即脑、髓、骨、脉、胆、女子胞。因为它们既有异于正常的五脏，又不同于一般的六腑，所以称为"奇恒之腑"。它们在生理、病理方面与脏腑关系极为密切。

　　现在简要介绍脏腑的生理、病理及其八卦象数疗法的运用。

第三节　五脏的生理、病理与八卦象数疗法

1. 心

心，离卦，象火，数 3、属火。

心位于胸腔内，与六腑中的小肠相表里。

主血脉，其华在面

心主血脉，是指心有推动血液在脉管内运行以营养全身的功能。

脉是血液运行的通道，血液运行于脉道之中，主要靠心气的推动，故有"气行血亦行"，"气为血之帅，血为气之母"之说。心与血脉相互关联，而面部血液又较为充盈，所以心气的盛衰，血脉的盈亏变化，可以从脉象和面部的色泽反映出来。

如血气旺盛，血脉充盈，则脉象和缓有力，面色红润；心气不足，则脉象空虚，可出现脉象细弱，或节律不整，面色㿠白等。

若遇此类病症，在象数配方时，应以补益心气为主。常可配方为650，以补肾阳助心气（650虽为水生木，然肝肾同源，又5为阳木，故实为振奋肾阳）。

因脏腑之气源于肾，故肾阳振奋，可助心气。如此配方，往往优于直接补益心脏之气。

藏神

神，是指人体生命活动的总称。

即指人的精神、意识、思维活动。现代生理学认为，人的精神、思维活动，是指大脑的功能。但中医学认为与五脏有关，而主要是心的功能：为此心的功能正常，则神志清楚，精神正常。心的

功能发生障碍，就会出现失眠、多梦、健忘等症状，甚或出现精神失常等。

上述病症，在一般情况下以健脾安神为主，象数配方为 30·80。方中 3 为离卦，主心；8 为坤卦，主脾，又 30·80 分别为二元中。其补泻之效不著，可振奋所取象数本脏之气。故 30·80 可振心、脾之脏，健脾安神。

开窍于舌

开窍是指机体同内脏器官与其外部器官或组织的联系。

内脏器官的机能状态如何，常通过某外部器官反映出来。

心的疾病常反映在舌上。如心血不足，则舌质淡白；心火上炎或心阴虚时，则舌质红，甚则舌体糜烂等。故有"心开窍于舌"及"舌为心之苗"之说。

如出现心血不足，而见舌质淡白，伴有心慌心悸等症，可取象数配方为 430，以振奋肝脏补心血。

方中 4 为震卦，主肝，肝主藏血，属木；3 为离卦，主心，属火。故 430 为震木生离火 3，以补心血。

汗为心之液

汗是津液化生，津液又是血液的组成部分，所以有"血汗同源"之说。

发汗过多，容易伤筋、耗血；反之则津亏血少的病人，汗源不足，便不宜发汗。

所以古人有"夺血者无汗，夺汗者无血"之说。

[附] 心包

心包，离卦，象火，数 3，属火。

心包又称心包络，是心脏的外围组织，有保护心脏的作用。

与六腑的三焦相表里。

2. 肺

肺，兑卦，象泽，数2，属金。

肺位于胸腔内，与六腑中的大肠相表里。

主气，司呼吸

肺主气包括两个方面，即指呼吸之气和主一身之气。

肺主呼吸之气。是说肺有司呼吸的作用，是体内外气体交换的场所。人体通过肺吸入自然界的清气，呼出体内的浊气，吐故纳新，使体内外的气体不断得到交换，所以《素问·阴象大论》说："天气通于肺。"

肺主一身之气。肺与宗气的形成有密切关系，宗气是水谷之精气与肺所吸入之气相结合而成，积于胸中，上出喉咙以司呼吸，"肺朝百脉"，宗气又通过心脉而布散全身，以温煦四肢百骸和维持它们正常生理活动。故肺起到了主持一身之气的作用。

肺主气的功能正常，则呼吸均匀和调。如若肺气不足，则出现呼吸无力，或少气不足以息，以及语言低微，身倦无力等气虚不足之症状。这种症状在象数疗法中，以补肺气为主，象数配方为820。

方中8为坤卦，主脾，属土；2为兑卦，主肺，属金，故820为脾土生肺金，即母之气补子之虚。

主宣发，外合皮毛

宣发是布散的意思。

肺主宣发，是指由于肺气的推动，使气血津液得以散布全身，内而脏腑经络，外而肌肉皮毛，无处不到。若肺气不得宣发而壅滞，则可见到胸满、鼻塞、咳喘等症状。

在象数疗法中一般振奋本脏宣发之能，佐以健脾，可配方为2000·80。

方中2为兑卦，主肺，属金，2后加三个0，可强化振奋本脏的功能；8 为坤卦，主脾，属土，可振脾脏佐以肺气。

皮毛位于体表，是人体抗御外邪的屏障。

肺主皮毛，是指肺通过它的宣发作用，把水谷精微输布于皮毛，以温养皮毛，抗御外邪的侵袭。而皮肤之汗孔也有散气以调节呼吸的作用。

肺气虚者，皮肤腠理不固，易受风寒、感冒、易汗等，如临床所见的风疹，即皮肤腠理不固不能抵御风寒（热）之邪所为。

此症象数疗法常可配方为 2000，以振奋本脏之气。又"肺主皮毛"，故取本脏之象数 2，以宣散外邪，助其卫外功能。

主肃降，通调水道

肃降，就是清肃下降。

所谓肃降就是肺气的不断下降，导致上焦的水液亦不断下输，直至膀胱，而使小便通利，故有"肺为水之上源"之说。

如果肺气不得清肃，便有碍于下降，可出现胸闷、咳嗽、气喘等肺气上逆之症，同时还会使水液不能下输于膀胱，而出现痰饮、小便不利、尿少、水肿等水液输布不利的病症。

宣发与肃降

宣发与肃降是相辅相成的两个方面。

宣降正常，则肺气出入通畅，呼吸调匀。如果这种功能失去协调，就会发生咳嗽、喘息、胸闷胁胀等"肺气不宣"或"肺失肃降"的病症。

其病症象数配方亦可同上述之 2000·80。

方中 2 为兑卦，主肺，属金，2 后加三个 0，可强化振奋本脏的功能；8 为坤卦，属土，可振脾佐以肺气。

通调水道，是指肺气有促进和维持水液代谢平衡的作用。

这一功能，是由肺气的宣发和肃降来完成的。宣肺气而能发汗，降肺气而能利尿，都是肺气通道调水道的具体体现。

所谓气行水行，气止水止，正是说明了通调水道是由肺气的宣发与肃降来完成的。

如若肺失肃降宣发而致小便不利，水肿等，象数疗法可用振奋本脏之气，以利肃降并佐以温通肾阳，以利水液代谢。可配方为 2000·60。

方中 2 为兑卦，主肺，属金，故 2000 可振奋本脏之气，以促肃降；6 为坎卦，主肾，属水，60 以鼓肾阳，以利水液代谢。又 2 与 6 为金生水之关系，两脏相合以促水液代谢。

开窍于鼻

鼻是呼吸的通道，肺气通于鼻，肺气和，呼吸顺利，鼻的嗅觉才能正常，所以说："鼻为肺之窍。"

鼻又常是外邪犯肺的通路，肺受外邪侵犯，肺气不宣，出现鼻塞、流涕、打喷嚏、嗅觉不灵等。

如若风寒引起，一般可配象数 70 或 07。

7 为艮卦，主胃，属阳土，又属阳明经，其经夹鼻上行，故为循经取数，温经散寒等。

3. 脾

脾，坤卦，象地，数 8，属土。

脾位于腹腔内，与六腑中的胃相表里。

主运化

脾主运化的作用，包括运化水谷精微与运化水湿两个方面。

这两方面的作用都是通过脾来完成的。运化水谷精微，主要是消化系统的消化、吸收、输送营养物质和水液的功能。

脾的功能健全时，摄进的食物才能化为血液和其他精华物质并输送到五脏六腑、四肢百骸等各器官和组织中去，以营养全身。

若脾虚运化失职，水谷就不能很好的运化，则出现食欲不振、腹胀、腹泻、倦怠以及浮肿等症状，中医称"脾失健运"。

其象数配方一般为380。方中3为离卦，主心，属火；8为坤卦，主脾，属土。此方为火生土，即以母之气补子之虚。

运化水湿

脾性喜燥恶湿。

脾有促进水液代谢的作用，即把人体所需要的水液运输分布于周身各器官组织，以发挥其滋养濡润的作用，代谢后不需要的水液则经肾、膀胱排出。如果脾的这种功能失调，则脾为湿所困，出现头重、体沉、腹胀满、大便溏泻等症状。故有"诸湿肿满，皆属于脾"之说。

这种水液输布及其代谢的过程，主要是肺、脾、肾三脏相互协调而相互完成的，故临床上遇到脾为湿邪所困而出现的头重、体沉、腹胀满、腹泻、水肿等症状时，象数疗法中，在健脾利湿之时，常配用肺、肾二脏的象数。可配方为650·30·820。

方中6为坎卦，主肾，属水；5为巽卦，主胆，属阳木。又肝胆相表里，"肝肾同源"，故650善振肾阳，力驱阴邪；3为离卦，属火，有温煦之效，故可益脾阳；8为脾土，2为兑卦，肺金，820可泻脾湿，振脾阳，助肺气，利肃降。

故650·30·820以温肾，振脾阳，运化水湿。

主统血

统，是统摄，控制，管辖的意思。

脾统血是指脾气有统摄血液，使其不致溢出脉外的作用。脾是气血生化之源，又有统摄血液的作用。这种脾气统摄血液的功能，除了"气为血帅"的原因外，与脾气主升也有密切关系。

因此"脾不统血"的出血症，也即是"气不摄血"的结果。如脾气不统血而见便血、崩漏、紫斑等，应以健脾统血为主，其象数配方为380·20。

方中380健脾益气；2为兑卦，为肺金，20可振肺气以佐脾气。故380·20健脾统血。亦可只取380等。

主肌肉、四肢

脾为"后天之本"。

脾的运化和统摄的功能，使全身的肌肉能得到充分营养，从而维持正常功能。所以脾脏运化功能是否正常，必然关系到肌肉的壮实与衰萎。

人体四肢的正常生理活动，与脾气密切相关。脾气健旺，清阳之气布满全身；输送营养充足时，则肌肉丰满，四肢轻灵有力。反之，如果脾失健运，清阳不布，营养缺乏，必致肌肉萎软，四肢倦怠无力等。此种症状常用以缓补脾气的方法治疗。其象数配方为 80·20·650 等。

方中 80 可振奋脾脏，20 以鼓动肺气，650 善振肾阳以佐助脾运。

开窍于口，"其华在唇"

脾气健旺，口唇红润光泽，食欲良好，口味正常。若"脾失健运""脾气不足"，则口唇萎黄，食欲改变和口味异常等。临床常以健脾运化为主，其象数配方一般可取为 820。

方中 8 中坤土，为脾；2 为兑金，主肺；故 820 虽为土生金，貌似泻脾，但肺主一身之气，故仍不失健脾运化。

4. 肝

肝，震卦，象雷，数 4，属阴木。

肝位于腹腔内，与六腑中的胆相表里。

主藏血

肝有贮藏血液和调节血量的功能。

人体各部的血液，常随着不同的生理情况而改变其血流量，当人体休息时，机体的血液需要量就减少，多余的血液则藏于肝；当人体活动时，机体的血液需要量就增加，肝脏就排出贮藏的血液，以供应机体活动的需要。

肝脏的贮藏血液和调节血量的功能与人体脏腑组织各方面的活动关系密切。

如肝血不足，常可出现视物昏花，筋肉拘挛，屈伸不利，以及妇女月经量少，甚则闭经等。临床上常以补肝血为主，其象数配方可为640或40。

方中640位肾水生肝木，又因肝肾同源，故可为肝肾同补，以滋阴补血为主。40振奋本脏之气，以助肝藏血功能。

主疏泄

疏泄，即疏通畅达的意思。

肝主疏泄，是指肝气具有舒展、升发的生理功能。这种功能是和肝气"喜条达"的性质分不开的。

肝主疏泄，主要关系到人体气机的升降与调畅。气机，是人体脏腑功能活动基本形式的概括。

肝主疏泄的功能直接影响于气机的调畅。如肝气不舒，可见郁郁不乐，沉闷欲哭，月经不调以及影响脾胃功能等。

临床常以调畅肝气之法。象数配方可为430·20。

方中4为肝木；3为离火；430可疏泄肝气以安神；2为兑卦，肺金，可主一身之气，故可佐以肝气的条达。

主筋，"其华在爪"

筋即筋膜（包括肌腱）。筋膜是一种联络关节、肌肉、主司运动的组织。

肝之所以主筋，主要因为全身筋膜依赖肝血的滋养。

为此人体肢节的运动，虽是筋的作用，但都关系于肝血的盛衰。若肝血不足，不能养筋，即可出现手足震颤，肢体麻木或屈伸不利等；若邪热劫津，伤津耗血，血不荣筋，可见四指抽搐，角弓反张，牙关紧闭等。

其肝血不足之症，一般情况下，其象数配方为640或40（方义同前）。

肝血的盛衰，能影响筋的运动，"爪为筋之余"，所以也可影响到爪甲的荣枯变化。肝血足，筋强力壮，爪甲坚韧；肝血虚，筋弱无力，爪甲多薄而软，甚则变形而易脆裂。

开窍于目

五脏六腑的精气，通过血脉运注于目，因此，目与五脏六腑均有内在联系，但主要的是肝。

因肝主藏血，其经脉又上连于目系，古人有"肝受血而能视"之说。

所以肝的功能正常与否，常表现在目的病变上。如肝火上炎则眼红肿；肝血不足，则眼干涩，视力模糊或夜盲等。

在象数疗法中，肝火上炎而至眼睛红肿者，一般可配方为003。其中3为离卦，主眼，属火。00为偶数，为阴；又，0位于象数前偏阴，故可起水克火之效。

如若肝血不足引起眼睛干涩等，在象数配方中，一可配方为640补肝血，二可取650补肝血。前者一般用于阴虚者，后者一般用于阴阳俱虚者。

5. 肾

肾，坎卦，象水，数6，属水。

肾位于腹腔腰部，左右各一，与六腑中的膀胱相表里。

藏精

主发育与生殖。

精是构成人体的基本物质，也是人体各种机能活动的物质基础。它有先天和后天之分。先天之精藏于肾，但必须有后天水谷之精的充养，才能发挥其作用。

精能化气，肾精所化之气，即为肾气。

肾的精气盛衰，关系到生殖和生长发育的能力，故有"肾有先天之本"之说。人从幼年开始，由于肾的精气逐渐充盈，发育到青春期，产生一种"天癸"物质，于是男子就能产生精子，女子就开始按期排卵出现月经，性机能逐渐成熟，而有生殖能力。待到老年，肾的精气渐衰，性机能和生殖能力随之减退而消失，形体也逐渐衰老。

肾的精气包含着肾阴与肾阳两个方面。

肾阴又叫"元阴""真阴"，是人体阴液的根本，对各脏腑组织起着濡润、滋养的作用。

肾阳又叫"元阳""真阳"，是人体阳气的根本，对各脏腑组织起着温煦、生化的作用。

但由于从阴阳属性来说，精属阴，气属阳，所以有时也称肾精为"肾阴"，肾气为"肾阳"；肾中之命门火，与肾阳基本相同。肾阴与肾阳在人体内是相互制约、相互依存的，以维持人体生理上的动态平衡。如这一平衡状态遭到破坏，即产生肾的阴阳偏盛偏衰的病理变化。

如见五心烦热，失眠多梦，潮热盗汗，头晕目眩，遗精等，则为阴虚阳亢之症。是肾阴虚少，不足以制阳之故。

其象数配方一般可为640。

6为坎水，为肾；4为震木，为肝；又"肝肾同源"，故640滋阴潜阳。

又如出现精神疲惫，腰膝冷痛，形寒肢冷、小便不利或小便频数，男子阳痿，女子宫冷不孕等，则属肾阳虚衰，温煦和生化功能不足所致。常以振奋肾阳为主。

象数配方，一般可为20·650，方中6为坎卦，主肾；5为巽卦，属阳木，临床可用650善振肾阳，20为兑金生肾水，助肾气。

主水

肾本为水脏，它所藏的精，固属于水之一种，而机体不断代谢的水液，主要靠肾中阳气的作用完成的。

水液自胃的受纳、脾的传输、肺的通调而下归于肾以后，通过肾阳的气化而分清浊，清者复归于肺，输布于各个脏器，浊者注入膀胱而输出体外。如此反复循环，维持全身水液代谢的平衡。

如果肾阳不足，气化失常，就会引起水液代谢障碍而导致疾病。如小便短小，全身浮肿等。

在象数疗法中，常以补益肾阳，健脾化湿为主，其象数配方一般可为650·3820等。

方中650其意同前，3820为火生土，土生金，其火生土可振脾，土生金，可助一身之气，3820可健脾益气，又机体的水液代谢虽责于肺脾肾，但与其他之脏也有密切关系，故650·3820中五脏象数俱全，但以肺、脾、肾为主。

主纳气

人体呼吸虽然是肺为主，但吸入之气，必须下纳于肾脏，所以有"肺主呼吸，肾主纳气"之说。

这种肾主纳气的功能，对人体呼吸有重要意义。只有肾气充沛，摄纳正常，才能使肺的气道畅通，呼吸均匀。如果肾虚根本不固，吸入之气不能归纳于肾，就会出现呼多吸少、吸气困难的喘息病症。

临床常以补肾纳气，其象数配方一般为260·50。为兑金生肾水，加50以佐肾气。

主骨、生髓，"其华在发"。

主骨、生髓，也是肾的精气促进生长发育功能的一个方面。肾藏精，精生髓，髓居于骨中，骨赖髓以充养。

肾精充足，则骨髓的生化有源，骨骼得到髓的充分营养而坚固有力。如果骨髓虚少、骨髓的化源不足，不能充养骨骼，便会出现骨骼脆弱无力，甚至发育不良。

小儿囟门迟闭、骨软无力，常是由于肾的先天之精不足所致，又如骨髓空虚亦会出现腰膝酸软，甚至脚痿不能行动等。

肾即能生髓主骨，而"齿为骨之余"，所以牙齿亦赖于肾精的充养，若肾精不足则牙齿松动甚至脱落等。

髓有骨髓和脊髓之分，脊髓上通于脑，脑为髓聚而成。所以说"脑为髓之海"。脑的功能是主持精神思维活动,故又称元神之府。

因脑髓有赖肾精的不断生化,所以脑主人体的精神活动。若肾精不足,还会出现头晕、健忘、失眠、思维迟钝等。

精与血,互为资生,精足则血旺。

而毛发的润养来源于血,故发有"血余"之称。发的营养虽来源于血,其生机根于肾气。故发为肾之外候,发的生长与脱落,润泽与枯槁,均与肾的精气盛衰有关。

上述之肾精亏少所致之病症,象数配方多以 20·650·30·80 为常用。

方中 6 为坎水,为肾;5 为巽木,善佐阳气又助肝阴(胆与肝相表里);3 为离火,主心,心主血脉;8 为坤土,气血生化之源;2 为兑金,以鼓肺气,司一身之气,以利脾肾气化。

故虽以补肾精为主,但需其他脏器的辅佐才能利于滋补肾精,因为五脏之间是生中有克,克中有生的。同时亦可适当配用有关的药物。

开窍于耳及二阴

耳的听觉功能,依赖于肾的精气充养。

肾主藏精,肾的精气充足,听觉才能灵敏。如果肾精不足,则出现耳鸣、听力减退等症。其象数配方亦可取 20·650·30·80。

二阴,指前阴外生殖器和后阴肛门。

前阴有排尿和生殖的作用。后阴有排泄粪便的功能。

尿液的排泄虽在膀胱,但要依赖肾阳的气化,而人体生殖机能又为肾所主,故尿频、阳痿等症多由肾阳的不足所致。

大便的排泄也要受到肾阳温煦的影响。故肾阳不足可引起阳虚火衰而大便秘结,又可因脾肾阳虚而大便溏泻等。

凡由肾阳虚衰所致之二便不畅、阳痿等症,象数配方多以 650·30·820 为主,以补肾阳,益脾气。

此方中 30 单独为一个元,以缓其助脾阳之急所为。

第四节　六腑的生理、病理与八卦象数疗法

1. 胆

胆，巽卦，象风，数5，属阳木。

胆位于腹腔上部，附于肝，内藏精汁（胆汁）。

胆汁注入肠中，有促进食物的消化作用。

肝病可影响胆，胆病也可以影响肝。胆病多见胆汁上逆的口苦、胁痛、口吐黄水以及胆液外溢的一身面目发黄等症。

象数疗法中，多以利胆之法。其象数配方一般可为50·820。

其50可利本腑胆之气，820可振脾阳，益肺气，可强化利胆之效。

胆虽为六腑之一，但它贮藏胆汁，而不接受水谷或糟粕，与其他五腑有所不同，故又把它归于"奇恒之腑"。

2. 胃

胃，艮卦，象山，数7，属阳土。

胃位于腹腔上部，膈之下，上接食道，下接小肠，其上口为贲门，即上脘，下口为幽门，即下脘，上下脘之间名中脘，三个部位统称"胃脘"。

胃主受纳、腐熟水谷，饮食入口，经过食道，容纳于胃，故胃有"水谷之海"之称。

容纳胃中的食物，经过胃气腐熟消磨，下传于小肠，其精微物质则由脾运化至全身，以营养各器官组织。

由于人体后天营养的充足与否主要取决于脾胃的共同作用，

所以合称脾胃为"后天之本"。

为此临床诊断治疗，都十分重视脾胃之气的盛衰。

认为"有胃气则生，无胃气则死"，以此作为判断疾病的重要方面。

胃喜润恶燥。

胃病易产生胃火而伤津。

伤津，则口干、喜饮、舌苔黄厚等。

象数疗法中，常可配方为007·04，以和胃疏肝生津。

4为震木，主肝；7为艮土，主胃；4与7配用可疏肝和胃，又，0位于象数之前，偏阴，有滋阴之效；又，艮土7前有两个0，为偶数，为阴，故007·04不仅和胃疏肝，兼有偏阴之力。

3. 小肠

小肠，离卦，象火，数3，属火。

小肠位于腹腔，上接胃，下通大肠。

小肠的功能是泌别清浊。

小肠上接于胃，接受胃中传化来的水谷，作进一步消化，并把它分成清、浊两部分。清者为水谷精微，浊者为糟粕。

清者由脾转输到周身，浊者通过阑门下注于大肠，无用的水液渗入膀胱。小肠的这种功能《素问》称为"受盛化物"。由于小肠能分别清浊，所以小肠有病，除影响消化吸收功能外，还有出现小便的异常。

如小肠热盛，小便短、赤、涩、痛等，象数配方一般可为：0002·03。方中2为兑卦，主肺，肺主肃降，通调水道，同时尿道口之疾为兑卦，三个0强化其效，位于2前偏阴以防利水之过而伤阴；3为离卦，主心，心与小肠互为表里；03可泻心火，以清小肠之热。

4. 大肠

大肠，乾卦，象天，数1，属金。

大肠位于腹腔，上接小肠，下端终于肛门。

其主要功能是，接受小肠下注的内容物，吸收其中剩余的水分后，使之变化成为粪便，经肛门排出体外。

所以大肠是传导糟粕的通道。

大肠有病，可见传导失常的种种病变：如大肠虚不能吸收水分，则有肠鸣、大便溏泻等症；大肠实热，热灼津亏而见大便秘结之症。在象数疗法中，如前者大便溏泻之症，以振肺气，温通肾阳为主，其象数配方一般为20·650。

2为兑卦、属金、主肺，主一身之气；又，肺与大肠相表里，故20以促大肠气化；650振肾阳，温大肠，使其功能正常。

后者由大肠实热津亏而致大便秘结者，一般可配方为80·160·40。

8为坤卦，为腹，取之以调腹部气机；160中，1为乾金，为大肠；6为坎水，为肾，160为金生水，泻其大肠热邪；4为震木，主肝，可通畅气机。

故80·160·40泻其大肠实热，以畅气机而通便。

5. 膀胱

膀胱，坎卦，象水，数6，属水。

膀胱位于下腹部，是人体主持水液代谢的器官之一。

它的主要功能是蒸化水津、贮尿排尿。

在人体水液代谢过程中，津液必须通过下焦阳气的气化作用才能变为尿液而排出体外。若膀胱气化不利，就会出现尿闭、尿潴留等小便不利之症。

此症象数疗法多以振奋肾阳，促膀胱气化，象数配方一般可为 2000·650。

2 为肺金，以司全身气机；650 温通肾阳，以利膀胱气化。

若膀胱失其约束，则可出现尿多、小便不禁等，象数配方一般可为 60，以振肾气，利膀胱气化之效。

6. 三焦

三焦，离卦，象火，数 3，属火。

三焦是上、中、下三焦的总称。

从部位来说，上焦指胸膈以上，中焦指膈下到脐上的一段，脐部以下都是下焦。

从内脏来说，上焦包括心、肺；中焦包括脾、胃；下焦包括肝、肾、大小肠、膀胱等。

三焦的主要生理功能为运行元气的通路。总司人体的气化作用。

元气包括元阴之气和元阳之气，是人体生命活动的原动力，发源于肾，藏于脐下，借三焦的通路敷布周身，推动各个脏腑组织器官的活动。

为此三焦关系着水谷精微以及水液代谢的消化吸收、输布与排泄的全过程。

［附一］脑

脑为奇恒之腑，位于颅内，由髓汇集而成。

故古人有"脑为髓之海"，"髓海不足，则脑转耳鸣"之说。脑是一切精神活动的物质基础。古人对脑的生理、病理功能有一定的认识，但在中医脏腑学说中，把有关脑的生理、病理多分别归属五脏。

如心藏神，主喜；肺藏魄，主悲；脾藏意，主思；肝藏魂，主怒；肾藏志，主恐等。

[附二] 女子胞

女子胞又名胞宫，即子宫，位于小腹，有主月经和孕育胎儿的作用。它和肾脏及冲、任脉的关系最密切。

总之，中医的脏腑，不单纯是一个解剖学的概念，更重要的是一个生理、病理学方面的概念。每一个脏腑不仅有各自的生理功能，病理现象，而且脏与脏，腑与腑，脏与腑之间也有生理、病理方面的密切关系。

如五行学说中介绍的脏腑之间生、克、乘、侮的关系，说明脏腑在生理上相互资生、助长，相互制约、克制；在病理上也是相互影响的。这种脏腑间相互联系相互影响的生、克、乘、侮的关系，在象数疗法辨证施治中，可贯穿始终。

五脏六腑位置的深浅和阴阳表里关系一般来说，五脏在里，属阴，六腑在五脏之外，属阳。

各脏腑又有相对的表里关系。（见表五）

表五

阴	里	脏	心	心包	肝	脾	肺	肾
阳	表	腑	小肠	三焦	胆	胃	大肠	膀胱

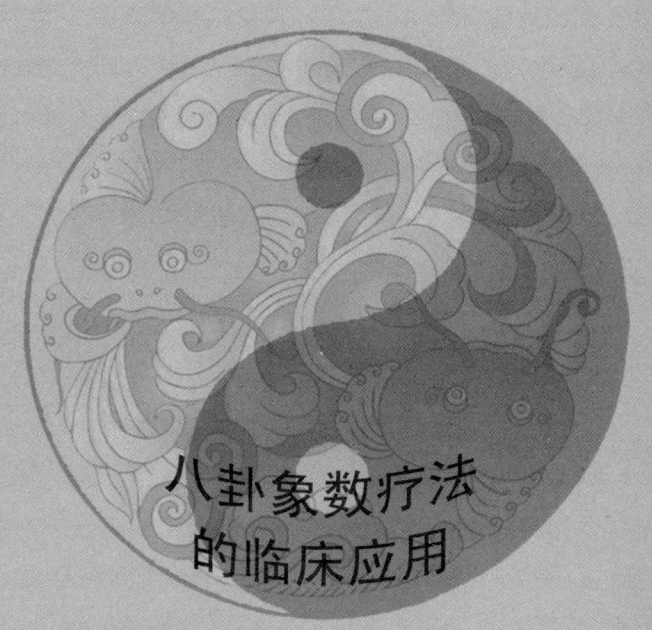

八卦象数疗法的临床应用

如足之疾,一般可取象数4。

在其前或后加两个0,或前后均加0。因震卦对应足,卦数为4。前或后加0以通经气。

如本院学生李××,一次足踝关节扭伤,局部红肿疼痛,不能行走。经诊视后,取数配方为0004000,令其默念。她默念过程中自述受伤部位忽凉,忽热,渐觉舒适。约20分钟后令其试走,基本正常。至第四日肿消而愈。

第五章　八卦象数疗法的临床应用

八卦象数疗法与中医均源于《周易》，而且与之一脉相承。为此，八卦象数疗法必须坚持阴阳五行学说为纲领的辨证施治原则。

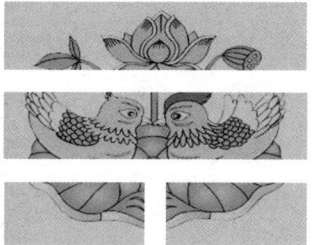

第一节　辨证施治

八卦象数疗法与中医均源于《周易》,而且与之一脉相承。为此,八卦象数疗法必须坚持阴阳五行学说为纲领的辨证施治原则。

辨证,就是分析、辨别疾病的证候。

证,即证候,是由一系列症状所组成的,如发热、口渴,大便秘结、舌苔黄等症状,以单独一个症状来说,是不能反映疾病的性质的,但是结合在一起,它们就能共同反映疾病的性质——热证。

辨证与施治,是八卦象数疗法的理、法、方在临床上具体运用中最重要的两个环节。辨证是认识疾病,施治是采取相应的治疗原则和方法。只有在正确辨证的同时,采取恰当的治疗方法,才能取得预期的效果。

辨证的方法有多种,但八纲辨证是最基本的方法。

疾病的种类繁多,症状千变万化,但是就人体的整体反映来说,疾病的类别:

不属于阴,便属于阳;

疾病的部位,不属于表,便属于里;

疾病的性质,不属于热,便属于寒;

邪正的盛衰,不属于虚,便属于实。

均可归纳为阴、阳、表、里、寒、热、虚、实八类症候。

八纲辨证是对立的统一,是相互联系的。八纲辨证是各种辨证的总纲,而阴阳又是其中的总纲。

在辨证的基础上,采取相应的补泻原则,即"虚则补之,实则泻之",介于虚、实两者之间的症候,即用"平补平泻"。

在八卦象数疗法中,即概括为"母子补泻法"。

所谓"母子补泻法",即"母生我为补,我生子为泻",当

"我"介于虚、实之间时，可"平补平泻"，以振奋本脏腑组织的气机。

如肺气虚，一般可配方为720。方中7为艮土（母），2为兑金（我）。此方为艮土母生兑金子，即母生我，以补我之气虚。

若肺实，一般可配方为260或2600（如湿邪盛取奇数0，反之取偶数0）。方中2为兑金（我），6为坎水（子），故此方为我生坎水6，以泻我之实。

如肺（我）处于虚实难辨之时，即取本脏之象数2，以平补平泻，以振本脏，即取方为20。

上述"母子补泻法"是对于脏腑而言。

当人体脏腑组织处于正常生理状态下，其五行生克有序，即生中有克，克中有生，寓阴阳平衡于生克之中。

在这种正常生理状态下，常默念某一象数配方，可加速其生克制化过程而健身。

如配方为820默念，可加速健脾益气之效。

从五行的生克关系而言，820为土生金，其中坤土母8虽生兑金子2似伤气，但同时坤土母亦被生，即"生我""我生"，同时也蕴涵着"我克""克我"。如此处于生中有制，制中有生，（即顺次相生，隔位相克），周而复始，循环无尽，自我调节，动态平衡。

又，兑金2为肺，司一身之气，自然包括脾之气，故兑金2之气得补，脾气自生。反之，机体某一脏腑组织有病变，而脾肺处于相对正常状态下，酌情配用820，或80，或20，往往可健脾益气，或振奋本脏腑之气，以加速病愈之效。

故在施以"母子补泻法"时，配方过程中，酌情配用相对正常脏腑的象数，以图捷效。

综上所述，对病变之脏腑而言，可由于五行之气的某一行处于太过或不及，其默念的象数配方为贯以"母子补泻法"，损其有余，补其不足。对正常脏腑而言，所默念的象数配方为可加速其生克制化之力。

在施以"母子补泻法"的过程中，也要注意"标本缓急"，"标本兼顾""同病异治""异病同治"等的原则。

所谓标本，一般地说，症状为标，病因为本；病邪为标，正气为本。

如脾肾虚引起的腹部冷痛，下利清谷，五更泄泻，水肿等，一般不属于急症，应以"缓则治其本"，即以温补脾肾为本。

故一般象数配方为650·80。

方中650益肾阳，8振脾气，以达温补脾肾之阳、扶正祛邪之目的。

反之，如以症状为主的剧痛、尿闭、昏迷等，应先治症，然后治因，但亦可标本兼顾。

所谓"同病异治"，就是同一疾病，由于病人体质不同，诱发疾病的因素不同，疾病发展的阶段不同，因而表现的症状和症型不同，也就相应地采取不同的方法治疗。

如同是耳鸣、耳聋也有虚、实之别；虚证多见头晕眼花、腰酸背痛、神倦、脉细等一派肾虚症状，故应补肾。

其象数配方一般为260。260为兑金生肾水。

实证多见头胀、鼻塞、口苦、咽干、胁痛、苔腻、脉滑数等一派肝胆火盛症状，故可清泄肝经。

一般可配方为4300，4300木生火，即"同病异治"。

"异病同治"是不同的病，表现不同，但是当发生疾病的本质相同时，可使用相同的方法治疗。

如脾虚引起的久泄、脱肛、子宫脱垂等，虽然其病症的表现不同，但其发病的本质相同——脾虚引起，为此均以健脾治法之。

其象数配方，一般可为380·20，以健脾益气。即"异病同治"。

总之，要遵循"法于阴阳，合于数术"，辨证施治以"母子补泻法"。

第二节　象数配方

1. 象数的读法

1、2、3、4、5、6、7、8 这八个象数的读法同平常的读法完全一样。配方中有 0，仍读零。如 3810，读作三八一零。

2. 象数配方的结构

较简单的配方是一元结构，如 650 或 30；较复杂的配方，则是二元或三元结构，如 650·30 或者 650·30·820 等。

3. 各元象数的组合

象数配方中"元"的组合，一般依据"母子补泻法"。

即需要补或泻时，其象数一般组合在一个"元"内；平补平泻时，其象数则单独在一个"元"内。

如肝血不足，可配方为 640，为水生木，补肝血；若肝气郁（实），可配方为 430 或 4300，为木生火以泻肝郁；介于虚实之间，需要平补平泻时，其象数可单独置于一个"元"内，如股痛，配方 50 等。各元中间用圆点隔开，默念时稍停顿。

4. 0 的功能与运用

在象数配方中，0 的使用很普遍，它有其特殊的内涵与功能。

古人用"0"表示太极之元气浑然之象，若没有太极"0"无形之气的牵制，八卦也就不存在了。

为此它是象数配方中不可缺少的。临床实践证明，0的基本功能是强化信息波的能量，以通经气调阴阳。

一般地说，并列0的个数为偶数者偏滋阴，并列0的个数为奇数者偏温阳；0位于象数前者稍显偏阴；后者稍显偏阳。

第三节　取数配方

八卦象数疗法的取数配方与中医的中药、针灸配方也有相似之处。

如按藏象理论取数配方；按君臣佐使取数配方；按经络循行取数配方等，但还有它的独到之处。

一是以八卦之象取数配方：即按照人体的脏腑组织、生理、病理之象与有关的自然界事物的不同性质、形态、作用分别归属于八卦，这即是"比类取象"。无论哪一种象数配方，均蕴涵着"比类取象"的八卦归类。

二是按五行生克规律取数配方：这种配方在各象数之间，一般保持五行相生序的基础上变化应用，它是把五行生克制化的规律，贯穿于象数配方的始终。

1. 按八卦之象取数配方

如足之疾，一般可取象数4。

在其前或后加两个0，或前后均加0。因震卦对应足，卦数为4。前或后加0以通经气。

如本院学生李××，一次足踝关节扭伤，局部红肿疼痛，不能行走。经诊视后，取数配方为0004000，令其默念。她默念过程中自述受伤部位忽凉，忽热，渐觉舒适。约20分钟后令其试走，基本正常。至第四日肿消而愈。

在4前后各加三个0，可强化利水消肿，散瘀活血之效。

2. 按藏象理论取数配方

如皮肤病，一般可取象数 2，再加 0。因 2 是兑卦主肺，按藏象理论"肺主皮毛"，象数 2 可治皮肤之疾。

如赤峰师专一蒙古族女讲师达××突患荨麻疹，刺痒难忍，心烦失眠，服药不效而来诊。

取数配方为 0002，令其默念，只几分钟即感浑身轻松舒适，十几分钟后刺痒顿消。

方中 2 为解其表邪，加三个 0 以强化疏风利湿。0 位于象数前稍偏阴，故以防疏风解表之力强而伤阴之弊。

3. 按"君臣佐使"取数配方

"君臣佐使"是中医组织方剂的法度。它标志着方剂中药物主次的作用，同时通过配伍可以发挥药物更大更好的作用。

象数配方也是如此。

所谓君，是方中针对病情起主要作用的药物；"臣"是协同加强"君"药功效的药物；"佐"有两种含意：一是协助"君"药更好地发挥作用的药物；二是治疗一些次要症状的药物。

"使"的含义也有二：一是引经药；二是方剂中有调和诸药作用的药物。

临床实践表明，象数配方若遵循中药"君臣佐使"的组方法度，在一般情况下，其效更佳。

如肝阳偏亢引起的头晕头痛，心烦少眠，可取数配方为 640·30·80。方中 6 为君，为坎卦，滋肾阴；4 为臣，为震卦，以补肝阴，640 滋阴潜阳；8 为君，为坤卦，80 以健脾，可升清降浊；3 为佐，为离卦，主心，30 除烦安神。

4. 按经络循行取数配方

如鼻之疾可取配方为 07。7 为艮卦，主胃，属阳明胃经，足阳明胃经夹鼻上行，故可循经取数，配方为 07。

患者凌××，因鼻炎引起前额痛，令其默念 07，当日即效。

5. 按五行生克规律取数配方

象数配方，是一元结构或多元结构，多数情况下各象数之间应保持相生关系（顺其后天八卦的五行相生序）。

如 650·30·820，此方具有温通肾阳，健脾益气之效。其中 6 为坎卦，属水；5 为巽卦，属木，650 即水生木；3 为离卦，属火，木生火；8 为坤卦，属土，火生土；2 为兑卦，属金，土生金。

有时多元结构的配方中，相邻两元之间也可以出现相克关系，如治疗胃实邪的象数配方，一般可为 40·70。

方中 4 为震卦，属木；7 为艮卦，属土，则木克土。但在配方的同元内，各象数之间不能有相克关系。

在象数配方中，要重视 0 的作用，根据 0 的奇偶个数的不同功效及位于象数前后的不同之性，在象数配方中要灵活配用。

如急性结膜炎，其象数配方为 003。

3 为离卦，属火，主目，其急性结膜炎象火，00 为偶，偏凉，故 003 正合水克火之意，以达泻火之效。

上述几种取数配方的方法，临床可以根据病情酌情选用。

在按八卦之象取数配方的时候，切不可对八卦之象作机械理解，对"比类取象"应灵活掌握。在配方过程中要区分对象，因个体素质的不同差异，即使同是表证、虚证或寒证，其配方密码亦不尽相同。

总之，象数配方过程中要充分发挥其"象数"这无形的中药，不动之气功。

综上所述，象数配方的基本要领可概括为：

八卦为体，五行为用；比类取象，以象定数；辨证施治，平衡阴阳。

第四节　几点说明

1. 调好的象数配方，即可令患者默念，默念过程中，如头、胃、心等无不适感，可随时默念，即产生疗疾健身之效。

观察患者默念象数密码的时间，一般短者几秒钟、几分钟，长者十几分钟或几十分钟，即可产生不同的感应。

如出现头清目明，身轻气爽等等；反之，如出现头部或胃部不适或心悸、气短胸闷等感应，一般为配方有误，应重新调方。有的患者无明显感应，经坚持默念，同样有效。

2. 默念象数密码可不拘时间、地点、姿态、方向，在日常生活中，行、走、坐、卧均可进行。

如若放松入静后或睡前醒后放松默念，其效更佳。

根据病情，每次默念时间可长，可短。随时想起随时默念或默想均可。一切顺其自然。

3. 患者病愈后，可继续默念原配方，一可巩固疗效，二可健身。

4. 默念象数密码的过程中，体内生理机能处于调解状态，体内细胞中相应的信息能量不断增加并向病灶冲击，这时有的患病部位状态可能暂时加重，只要头、胃、心无不适感，仍可继续默念。极个别患者如出现类似"晕针"之象，可按晕针处理。

5. 象数疗法可在临床单独施用，也可与针刺等疗法配合使用。

6. 在治疗过程中根据患者的病情变化，象数配方也可适当调整，如若默念过程中，感觉舒适，仍可守原方不动。

7. 象数配方待默念无不适感后，可将象数配方工整地写于医用胶布上（胶布约1厘米宽即可），贴于相关的穴位（大椎、关元、气海、肾俞、命门等穴）或局部上（心区除外）。

8. 八卦象数疗法还利用象数疗法的原理，于机体相关部位点穴、叩击等疗疾；可常用之于手上点按。

9. 精神不正常或记忆力差者禁用（别人可代念）。

下述八卦归类为"据象归类"简表，八卦代表事物的八种性质，它所代表的事物是无限的。万事万物的性质可以抽象为八种。为此要从中理解"比类取象"的含义，才能在临床中灵活运用。

第五节　八卦象数归类

八卦象数归类表

卦名	乾	兑	离	震	巽	坎	艮	坤
卦面	☰	☱	☲	☳	☴	☵	☶	☷
卦序	1	2	3	4	5	6	7	8
自然	天	泽	火	雷	风	水	山	地
属性	健	悦	附	动	入	陷	止	顺
五行	金	金	火	木	木	水	土	土
人体	首、头骨、胸部、右足、大肠。	右肩臂、口、肺、牙齿、口角、咽喉、肛门、气管、痰涎、右肋。	眼、心脏、乳房、小肠、三焦、心包、血球。	足、肝脏、筋爪、左肋、左肩臂。	胆、股、肱、左肩背、气管、胸部。	肾脏、膀胱、背脊、耳、腰、骨、血等体内液体，肛门等下窍。	鼻、背、肩、腰、手、指关节、骨、男性生殖器、足背、乳房、左足、颧骨。	脾、胃、腹部、肌肉、肥厚、右肩。

续表

卦名	乾	兑	离	震	巽	坎	艮	坤
疾病	大肠疾病，脊椎疾病，右腿病，头部疾病，骨病。	口腔内疾病（口、齿、舌、咽、喉等），咳嗽，痰喘，外伤，气虚，尿道口、肛门疾病，血压低，皮肤病，气管病，头部伤。	眼病，火伤，烫伤，心脏疾病，血液病，乳房疾病。	肝病，筋、爪病，妇科疾病，足病，胁、肋。痛外伤，贫血，声带突发病状。	肝胆病，股、肱，左肩背病，伤风感冒，受风，胫骨病，喘息，哮喘，血管病，胸部疾病。	肾、膀胱，尿道方面疾病，血液病，耳病，肾冷水泄出血症，腰背疾病。	脾、胃之病，鼻、手、腰、肩、脚背之病，关节病，血液循环不良；各种痘诊肿症，凸起的炎症，肿瘤，结石症。	腹部疾病（消化、腹病、胃肠），肌肤病（疮），皮肤病（湿诊），劳累疲乏，中气虚，寒湿症。

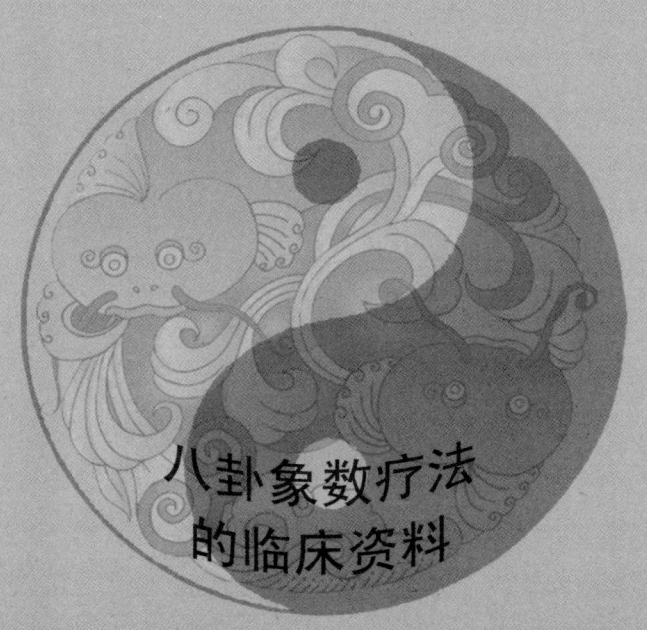

八卦象数疗法的临床资料

八卦象数疗法已经过10年探索，仅对1991年至1993年间1860名患者的临床观察，其有效率为90.8%。

临床治愈率在71%。其中女性1059名，男性801名；年龄最大75岁，年龄最小8岁；治疗各种疾病70余种。

第六章　八卦象数疗法的临床资料

八卦象数疗法已经过10年探索,仅对1991年至1993年间1860名患者的临床观察,其有效率为90.8%。

临床治愈率在71%。其中女性1059名,男性801名;年龄最大的75岁,年龄最小的8岁;治疗各种疾病70余种。

以下仅选取典型病例101例(在101例用象数疗法治疗过程中,配合某些针刺等疗法的有18例),并有方义解释,供读者参考。

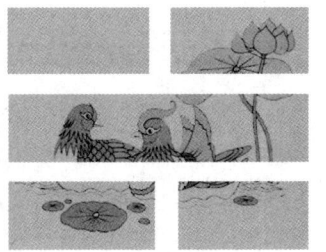

典型病例 101 例

[病例 1] 相××，女，40 岁，木家营小学教师。

十余年来先后患有宫颈糜烂、附件炎、胃炎、鼻炎、低血压、贫血、痔疮、心烦、失眠、厌食、两目干涩及飞蚊症等多种疾病，长年与病相搏，与药为伍。身高 1.56 米，体重仅有 76 斤，瘦若皮包。尽管四方求医，然每况愈下，终日酸楚倦怠，苦不堪言。其神疲脉弱，舌淡苔燥，语声低缓，身体羸弱，乃系慢性消耗。脏腑虚损，阴阳俱虚。

治以扶正祛邪，逐一调治。

象数配方以 640·380 和 260·4380 为基础方，再据病情加减或前后调理为用，每次择其一组默念。开始默念，当日即有舒适感，信心倍增。随着每日坚持默念，身体渐趋好转。约坚持默念半年之时，先天得补，后天生化有源，脏腑阴阳渐趋平衡，与初已判若两人。

现默念配方已有两年余，诸症悉退，不药而愈。不仅无恙，且精气十足，身轻如燕，还可以习练武术为人疗疾。

[方义]（1）640·380

配方中 6 为坎卦，主肾，属水；4 为震卦，主肝，属阴木，故 640 可滋补肝肾。3 为离卦，属火；8 为坤卦，主脾，属土，故 380 为火生土，有温补脾阳之力。

（2）260·4380

配方中 2 为兑卦，主肺，属金，按藏象理论肺主气；6 为坎卦，主肾，属水，故 260 可偏补肾气。4 为震卦，主肝，属阴木；3 为离卦主心、目，属火；8 为坤卦，主脾，属土，故 4380 可温补脾阳，濡养眼目，滋阴除烦。

[病例 2] 张××，62岁，本学院家属。

从1982年开始患有肝炎，遂之体质渐衰，虽经治疗，不见转机，反诸症蜂起，相继患有高血压、动脉硬化、心脏病、头痛耳鸣、胃炎、关节炎等多种顽疾，日处病魔肆虐中，骨瘦如柴。

此系久病年老，先天亏耗，后天失养，清阳不升，浊气不降，阴虚阳亢、经脉失养。

治以滋水涵木，补肝益肾，健脾和胃，逐一调合。

象数配方为650·30·820，以此为基础方。

在调治过程中，随病情多次加减或前后调理为用。

其默念象数配方当日即有效，随着默念，身体日渐转佳。当坚持默念近一年之时，不仅顽疾渐消，机体发生明显变化。其体重增加20多斤，手足均有潮汗，一除十余年来无汗之象，脚汗甚臭，随其排邪；原干瘪之乳房渐见丰满，如同壮年；原七至八日大便一次，亦复正常；原皮肤干燥，足跟干裂，现皮肤柔嫩有泽。

默念象数疗疾，已成她的常用之技。迄今默念象数已两年，已扫昔日病态，复如常人。

[方义] 650·30·820

配方中，6为坎卦，主肾，属水；5为巽卦，主胆，属阳木，巽卦又为风、为进退、具疏通脉络利排汗之功，故650补肝肾，振奋气机；3为离卦主心、目，可益心养目；8为坤卦，主脾，属土；2为兑卦，主肺，属金，又肺主气，故820可健脾益气。

650·30·820可谓五脏之气，升降出入渐趋平衡而获效。

[病例 3] 张××，女，29岁，针织厂工人。

双膝关节痛三余年，多方求治效微。双膝如灌铅，沉痛不适，每逢阴雨天或劳累之时，酸痛尤甚，夏不能着单，还带护膝。畏寒喜暖，痛处不移，体瘦，舌淡红，手足欠温，脉沉。

脉证合参，乃寒邪沉其膝部，阻滞经络，气血不畅，筋脉失养，症系寒痹。

治以温通督脉，局部通络。

象数配方为 00100·00700，约默念四分钟左右，其觉双膝冒冷气，即用手捂，用腿交替盖压，无济于事。寒气排出有增无减。如此排泄寒气约一周，膝部转温告愈。再遇阴雨天气及劳累，亦无不适之感。追访一年，疗效巩固。

［方义］00100·00700

配方中 1 为乾卦，乾卦为阳之本，督脉总督一身之阳，为此乾 1 主督脉；1 之前后各加两个 0，为偶数，偏阴，取意为缓其 1 温阳之峻；7 为艮卦，艮卦为覆碗之象，膝部应艮象，取 7 温通局部络脉；艮又主胃，属阳土，稍偏温，其前后各加两个 0，为偶数，其意同 00100。

加之患者体瘦，瘦人易多火，为此偶数 0 防其温燥之火上炎。另于象数前后均加 0，往往通络较速，但病愈即止，一般不宜常念。

［病例 4］张××，女，21 岁，松山区邮局职工。

患有痔疮两余年，每当劳累、遇寒、便干之时即发，常伴有烦躁不安，多次治疗其效不著。

此系由于气血运行不畅，经脉阻滞，淤血、浊气下注肛门所致。

治以温通督脉，健脾升提，佐以滋阴除烦润肠。

象数配方为 00100·800，嘱其随时默念。通过默念象数配方不知不觉渐趋好转而愈，追访两年，未再复发。

［方义］00100·800

配方中 00100 意同例 3；其 8 为坤卦，主脾，8 后加两个 0 偏滋阴，除烦润肠；另 1 又主大肠通督脉，合为升提健脾，温通督脉，化局部之淤滞之效。

［病例 5］汪××，女，22 岁，沈阳 8185 部队文艺兵。

在一次演出时，不慎将右腕扭伤，活动受限，疼痛不适。借探亲回家之时求诊于余，嘱默念象数配方 70，其默念约五分钟，疼痛顿失而告愈。

另还兼有经血不止半个月，量多有块，乏力，腹胀恶寒。由于演出不计寒热，寒邪乘其胞宫，气机不振，运化无力，失于统摄，而过期不止。

治以温补脾肾，调畅气机。

象数配方为3820·60。默念当日下午即有效，念三日基本止血，又念三日即告愈。

［方义］3820·60

配方中3为离卦，属火，主心，心又主血脉；8为坤卦，主腹，主任脉（因坤卦为阴之本）；2为兑卦，主肺，主气。故3820可健脾统血，温通冲任；6为坎卦，主肾，列于3820之后，即借脾阳之力以振肾阳，冲任得调，血脉得固而愈。

腕痛取7为艮卦，艮为手，疏通局部。

［病例6］陈××，女，26岁，本院学生。

因母亲去逝悲痛欲绝，终日哭泣，突有一日喉部发出有节律之声，张口其声自出，闭口其声即失，同室亲友均可听闻，急诊于当地医院。然诸位大夫从未见过此疾，实无良策，故来诊。其面露郁色，舌尖红，咽干，脉弦细。

乃系肝气淤滞，肺气损伤，气机失司，其淤滞之气从喉中发出，如同呃逆。

肾为声音之根，肺为声音之门，为此治以疏肝理气，补肾纳气。

象数配方为60·40。刚默念约两分钟，其声渐弱，节律不显，又过20分钟左右，喉部之声消失，嘱其回去继续默念，以固疗效。

第二日追访已愈，十几日后再访，疗效巩固。

［方义］60·40

6为坎卦，主肾纳气；4为震卦，主肝，主疏泄，合为疏肝理气，补肾纳气而获愈。

[病例7] 李××，女，52岁，本院工人。

由于多年来不分风寒，长年操劳而致疾，右肩痛八年之久，不能上举、外展、后伸。每遇劳累受寒之时更趋加重。同时伴有胃痛隐隐二十余年，每当胃病折磨之时，纳呆神疲，恶心恶寒，甚是难忍。其形瘦，脉沉缓，苔白稍腻，面黄少泽。

治以温经通络逐痹，和胃降逆。

象数配方为650·000。念之半日，肩痛即缓，胃脘痛亦渐趋缓解。待至傍晚，上述之恙即已告愈。余思其患病多年，已伤正气，气机运化均已涩滞不畅，嘱其经常默念以固疗效。

适过半年之余追访，其曰：待病情缓解后，忘记象数配方，故未能坚持默念，但所患之疾已大有好转，只遇劳累遇寒之时仍有不适。

[方义] 650·000

配方中6为坎卦，主肾，为通；5为巽卦，主胆木，为风，为进退，疏风通络，喜振阳气。故650振奋肾阳，疏风散寒通络之效，再加第二元的三个0，可强化前者效力，为此肩痛得除。又，脏腑之阴阳源于肾，肾阳振奋，脾胃渐温，气机得调而收和胃降逆之功。

[病例8] 肖×，女，26岁，哈达商场人秘科职工。

约四年来，左侧半身渐感不适，似有从里向外透风之感，上下肢尤甚，酸麻寒凉之症日渐加深，即使卧于热炕盖被，亦无济于事，夏季酷暑亦难幸免。加之浑身乏力，动之易汗。多方求治皆为乏效，苦楚无比。脉沉缓，舌淡。

乃系寒邪乘虚于左，阻滞经脉，气血不调，筋脉肌肉不得濡养所致。

治以温补肾阳，散寒行气，通络和血。

象数配方为650·380。经默念几日渐感舒适，为此坚持默念，其效日渐显著。约过半年之余，精力充沛，不知疲倦。在北方寒冷之季，忘却昔日之苦，只穿毛衣过冬。又因兼有眼目干涩之象而稍加调理原方为650·4380，念之一切舒适，此后以此方为主，经常默念，一为疗疾，二为健身。

又有一次突然头晕，昏昏欲倒，面色淡白，脉细弱，嘱念象数配方640·3820。十几分钟后其症顿失。

［方义］（1）650·380

配方中650方义同前。3为离卦，主心，主血脉，属火；8为坤卦，属脾，380有温脾调血之效；650又振奋肾阳，共和为温肾健脾通调经络，祛邪于外而获效。其目干涩之兼疾改方为650·4380而得除。

方中4为震卦，主肝，补肝血，43可濡养眼目，干涩即消。

（2）640·3820

其为气血双亏而眩晕。640补肝血滋肾阴，3820可健脾益气，气血得补，其晕自除。

［病例9］于×，男，50岁，本学院工人。

有一次不慎将腰部扭伤，不能自由活动，步履艰难，疼痛不止。急去某医院检查治疗，不效而来诊，先给予耳压治疗，收效不著，遂嘱其默念象数6000，念几分钟后即感轻松，又继续默念，不足半日即愈。

［方义］6000

6为坎卦，主肾，主腰，其肾经之脉贯脊至腰。为此6000可温通局部气血之淤滞。6后加三个0，其意强化6之功能，以速通局部之络脉而获速效。

［病例10］闫××，女，70岁，郊区木家营镇社员。

患冠心病三十余年，随年岁渐增，病势逐年加重，近几年常因晕厥住院。

此病多由年迈或过食肥甘或情志所伤，心络气血淤滞不畅所致。传统医学的"厥心痛""胸痹"等，类同此疾。

来诊后，经予耳压、针刺等治疗半年余，其晕厥之象基本控制，但心前区仍有不适感，后来即用象数疗法予以调理。经默念几日，全身气血似有畅通之感，十分舒适，精力日渐充沛。约默念半年后，基本治愈。现已坚持默念两年有余，自感全身轻松，心情舒畅。以象数疗法疗疾，已成为她的惯用疗法。她常默念的象数为640·30·80。

[方义] 640·30·80

640补益肝肾；30通心络；80可健脾、温通心阳。此患肝肾阴亏，3与8分开施用，减弱助阳之力，而助疏通之力。

[病例11] 贾××，女，33岁，郊区外贸职工。

于1992年6月份，流产引起腰腿痛及浮肿，频频用药，病势不减，治疗二十余日，不效而来诊。观其面、睑均浮肿，苔稍腻，舌色稍暗，脉濡缓，小便量少。

乃系失血气亏，肾气亏损，损及冲任，脾阳受困，浊阴不降，气机失司所致。

治以温补脾肾，调畅气血。

象数配方为650·000·3820。约念十几分钟后即感眼睑松弛，待念至40分钟左右，即排小便。此后每隔三四十分钟即排小便，连排多次。第二日早晨，浮肿全消，腰腿痛等诸疾随之而愈。嘱午时多念，以助脾阳之力。

[方义] 650·000·3820

650振奋肾阳，000可强化肾阳，三个0为奇数，为阳，可助肾阳消浊阴；3820温补脾阳，升清降浊，共合而奏速效。

有一次贾××与余上街，感到畏寒身冷胃气上逆（适值深秋）。余嘱其默念40·80，遂之胃渐舒，只是依然身冷，又改40·880默念十几分钟，其冷顿失。

40舒肝气，80温脾，但不及880。其虚寒之象不十分明显者，不宜常念880，以防上炎助火。

[病例12] 呼×××，女，39岁，师专蒙文系讲师。

于1991年除夕晚，突患全身风疹，瘙痒难忍，心烦难眠。服药几日不效来诊。其风疹遍布全身，成片成块，烦躁不安，舌尖红，苔薄。

乃系风热之邪客于肌表所致。

治以疏风清热，止痒除湿。

象数配方为0002，只默念几分钟，即感轻松，约过十余分钟，刺痒顿消，当日即愈。

［方义］0002

2为兑卦，主肺，肺主皮毛，故2可解表邪，000可强化2之解表除湿止痒之功，位于2前偏凉，可助清热。若用两个0，是偶数，不易除湿邪。

［病例13］汪××，女，25岁，赤峰电厂工人。

于1992年12月28日，早晨起床后，发现右侧乳房红肿疼痛，全身发烧，乳房已有鸡蛋大之肿块，浑身不适。急来诊，查其为急性乳腺炎（乳痈）。

治以清热消肿，疏通乳络化淤散结。

象数配方为640·20。念约十几分钟无不适感，嘱其回家默念。待回家默念时诸症反而加甚，但时隔不长，渐感舒适。约过一个小时肿块已消，前后默念约三个小时，诸恙悉退而愈。

［方义］640·20

乳房为足阳明经所过，乳头属足厥阴肝经。6为坎卦，主肾，主水，可清热；4为震卦，主肝，疏泄肝经淤滞，为循经所取；2为兑卦，主肺，主气，是艮卦胃土之子，故取20可泻胃经之邪，又可疏导全身，佐以活血散结。

［病例14］凌××，51岁，赤峰地质三队家属。

后背沉重酸痛二十余年，似有石盘压于后背。每遇劳累及天气有变之时，其症加甚。

背脊为督脉经所过，膀胱经循布于脊背两侧。多年来由于寒湿之邪阻于经络，病邪久恋不解。使其督脉阳气不振，痹阻膀胱经脉，肌肉筋脉失于濡养，邪结淤滞，不通则痛，其沉重酸麻之感遂之逐年加重。

治以补益肾气，温通督脉，疏导膀胱之经。

象数配方为 640·720。默念两三天之后，顿感轻松。约默念一周后，双下肢布满红疹，此为病邪外泄之象，嘱其勿刺激局部。又默念几日，红疹渐枯而消。后背沉重酸痛感亦顿失。迄今已过两年未复发。

另外其原来晕车，后来每遇乘车之时默念象数，竟安然无恙。至今已默念象数三年余，精力充沛，不易疲倦。

［方义］640·720

6 为坎卦，主肾，6 可补益肾气；又，脏腑经络之阴阳源于肾，故肾气得补，督脉阳气振奋，可统督一身阳经；坎卦亦主膀胱，为此膀胱之气渐疏；4 为肝，有疏泄之力，佐以膀胱经疏导经气，通则不痛；7 为艮卦，为山，背为艮象而取 7，以通调局部；2 为兑卦，主肺，主气，可佐以疏泄 7 之气机。又，720 为艮土生兑金，即为子泻母之瘀邪。

［病例 15］拉×××，男，38 岁，师专讲师。

自 1980 年以来腰痛常发，逐年加重，甚或坐立不安，眠差纳呆，烦躁易怒。11 年来多处求医，不得疗效，深感治愈无望，为此吸烟喝酒，任其所欲，如此经年困扰，苦不堪言。

1991 年 5 月，陪爱人找余求诊而试治，其正当左腿静脉曲张胀痛不适，余嘱其默念 10·820，默念几分钟，胀痛缓解而为之一振，决心治疗腰部痼疾。查其面、舌黯苍，脉沉细，畏寒腰冷。系属阴寒之邪深伏腰腑，痹阻脉络，旷日已久，肌肉筋脉不得温养，隐痛逐年加剧。

"虚则补之，寒则温之"，补肾振阳，以治其本。

象数配方为 650·3810。开始默念几日腰痛反甚，又过几日开始缓解，渐有精力，能吃能睡。待默念两个月之时，饮食睡眠渐减，精力充沛，思维敏捷，坚持半年余，终以得愈，追访1年，疗效已固。

［方义］650·3810

腰脊为督脉所循，诸阳之会，其两侧为膀胱经所布，为寒水之经；其肾经又贯脊之腰，腰为肾府。

6为坎卦，主肾，肾与膀胱互为表里；5为巽卦，属阳木，650合为相得益彰，6得阳振，5缓其燥，且善驱阴寒之邪；3为离卦，属火；8为坤土；1为乾卦，为阳之本，主督脉。3810可温补脾阳，振奋督脉。

650·3810，此方温阳之力较强，正合阴寒深伏，虚寒之疾。

［病例16］鲍××，男，73岁，效区外贸工人。

一次劳动时不慎将右髋部扭伤，疼痛难忍，由别人搀扶来诊。观其右下肢拖腿跛行，步履艰难，十分痛苦。查其血压正常，无上炎之象。嘱其默念0001000·70。念十余分钟后疼痛开始缓解，头、胃、心无不适感。嘱其回去默念。回去后竟于不知不觉中，疼痛即除而愈。

［方义］0001000·70

1为乾卦，主督脉，1前后加三个0可不燥不腻，偏于温通（血遇寒则凝），其力较宏。0001000，振奋督脉，通导诸经；7艮卦，为山，髋部为艮象取之7，以疏通局部脉络，合奏而获速效。

［病例17］靳××，女，41岁，松山区邮局职工。

1975年开始患有乳腺增生，其硬块有鸡蛋大小。十余年来多方求治，均为罔效。心理负担逐日加深，唯恐患有不治之症。自1988年来此求诊，开始以埋针等疗法予以治疗，疗效尚可，但硬块难以散解。后来停用针疗，以象数疗法治之。

经默念一段时间，精力渐增，感觉舒适。又坚持默念一个多月，硬块基本消失。至此以后常以默念象数疗疾健身，迄今坚持默念已3年，精力充沛，体力倍增，已除昔日思病多愁之态。她的亲人也由怀疑乃至笃信，亦常以象数疗疾。

其常默念的象数配方为 640·000·720。

[方义] 640·000·720

此患为阳盛之体。6 为滋阴，防上炎，除心烦。乳头为肝经所循，取 4，一为消散淤结，二为宣导气机；000 可配合前后象数疏散淤滞；乳房属胃经，7 为艮土胃，循经取之；艮象又为岩石，为坚硬，取之 7 又为象取数，可直捣病所；2 为兑卦，为折毁，可折毁硬块，亦泻其艮土 7，利宣泄。

共合为滋阴除烦，软坚散结，宣导乳络之功。

[病例 18] 王××，男，25 岁，赤峰第三地质队职工。

1992 年 4 月 10 日来诊。自诉口腔左侧有肿物，不敢吞咽，同侧头、耳、牙均痛。查其口腔左侧有一大枣般大小之肿物，质软色红；舌质红，苔黄厚，唇干面赤，脉弦数，痛苦病容。

系属胆经之火乘其胃土，急以清泄胆胃热邪。

象数配方为 050·070，约默念 10 分钟左右即感轻松，疼痛大为缓解，回去又默念 30 分钟左右，肿物消失。

[方义] 050·070

5 为巽卦，主胆；7 为艮卦，主胃，象数前后加 0 为不燥不腻，050·070 清泄两经之火。

[病例 19] 林××，女，57 岁，市乡镇企业工人。

近一年患有一眼疾，即皱眉眯目方可舒适，伴有腰酸易怒心烦等。治疗亦无良策。体瘦，少苔，脉细。

系肝肾不足，气血不充，不能上荣于目，目失所养，视物怯光而致。

治以补肝肾，濡养眼目。

象数配方为 650。默念约十余分钟，双目即有清凉感，约过半小时，即可舒展眉目视物，无不适感。后又继续默念以固疗效。逾半年追访，其效已固。

［方义］650

6为坎卦，主肾；5为阳木，振阳滋肝，650即可补肝肾，益气血，眼目得养，眼疾则瘥。

[病例20] **王××，男，54岁，第三地质队职工。**

1992年8月19日，被车撞伤左胸部，疼痛难忍，转侧不能，喘气亦痛。急去医院检查为骨膜创伤，服药不效而来诊。嘱其默念5000·80，以疏通局部淤滞，通络止痛。默念半小时左右其痛即除，嘱其继续默念以促愈合，固疗效。

［方义］5000·80

5为巽卦，为风，为胸胁，主出入（喘气象），5可疏导局部除淤生新，三个0可强化5之功效；8为坤土，主脾，可温通局部，以利化淤益气血，促愈合。

[病例21] **杜××，男，48岁，乌丹西门外村社员。**

1992年2月来诊。左侧坐骨神经痛两个多月，甚时昼夜作痛不休，生活难以自理。尽管治疗，且日渐加剧，无奈于两百里外乘车来诊。其手扶拐棍，跛行步履，痛苦态貌。急则治其标，当即象数配方为720，直至局部通络止痛。配合针疗，默念约十余分钟渐有缓解，面有喜色。然第二次再诊时诉说回去以后有两天两夜疼痛不休，当询问其所念象数配方时，知其误念所为。重调象数配方为720·60，以其温经散寒通络止痛。约念半小时左右，其痛大减。

2月适值春月木，脾脏最弱，故嘱其午时多念，以利火生土祛阴寒。念时患肢冒凉气。

如此加减治疗十余次，即可于农田劳动。

［方义］720·60

7为艮卦，为山，臀为艮象，取之通络止痛，又艮卦主胃，振阳土祛阴寒；2为兑卦，主气，佐以艮土7疏解局部；6为坎卦，主肾，可助肾气疗痹阻。患肢冒凉气为排寒邪之象。

[病例22] 刘×，男，17岁，郊区蒙中学生。

头痛不休月余，头部终日沉闷昏蒙，心绪烦躁，兼有耳似堵塞，咽似物卡，酸痛不适，眠食俱减，体力日衰。无奈停学治疗月余，症情未缓而来诊。苔腻稍黄，脉濡，痛苦病容。

此系痰浊上逆，阻遏清阳所致。

恰以健脾化痰，升清降浊，佐以调节他脏助运五行，通调气机。

象数配方为80·20·650·30。开始只念820即收效。待浊气稍降之后，即改为基础方80·20·650·30。默念后十分舒适，且头、耳、咽等部位似有东西向下流动，遂之不适之感得以消失，甚感清爽。

如此治疗几次，即收全功。

[方义] 80·20·650·30

先念820为"急则治其标"，后改80·20·650·30为"缓则治其本"。

方中8为健脾化痰；2主气，疏导气机；650补益肝肾，偏振肾气；3为主血脉，通脉道，共奏健脾化痰，升清降浊之功。

为此五行之气运化有序，生而有制，制而有生，气机得调，故而获愈。

[病例23] 苏××，女，36岁，喀喇沁旗计办职工。

1993年5月在本地医院输液后突然两手腕、左踝均肿痛，于本地大小医院治疗，其症无减，日趋加剧，乃至生活难以自理，心急如焚。无奈相隔几百里外赶来求诊。查其腕、踝均高肿疼痛，拘挛不休，痛苦病貌，系属输液所致，急以利水解毒，消肿通络之法。

嘱念160，配以针刺，当即收效。第二次改念16000，每到4—5点，即全身出汗，且有气行感，十分舒适。后又改方为720·650·80与720·650·30。经调治六七次，即临床治愈。

其仍念象数不辍，精力日增，正常上班。

[方义]（1）16000

开始念160为振督脉、益肾气，以利疏导经气，利水消肿而解毒。

16000更强化这种功能。念此数后,每日寅时全身出汗,为毒邪已从皮肤排泄之象。因肺主皮毛,故寅时汗出。寅时为肺经流注之时。

（2）720·650·80

7为艮卦,为手,为左足,可直至局部疏导之;2主肺,司气机,佐以艮土7疏导气血;650益肝肾,振肾阳,祛阴邪;80可温脾,振奋脾阳以燥湿。后80改为30为利血脉,助运五行,康复机体,以固疗效。

[病例24] 何×,女,25岁,汽车配件公司修配厂工人。

产后乳汁不下,中药、偏方频频用之半个多月,仍不见效,家人急得团团转,后其婆母找余用象数治之。询问症情方知证系肝郁气滞,生化遇阻所为。治以健脾益气,以舒肝解郁,通络行滞。配以象数方为38000·40,念之当日下午即有奶。又念三日奶水即足。后因腰痛坐卧不宁,又略加调整为38000·40·60,当日局部即感轻松,默念四五日腰痛即除。

[方义] 38000·40·60

38000健脾益气,生化气血。大抵产后大补气血为主,疏泄有度,防其伤正,40可疏肝气。后因腰痛改方为38000·40·60以健脾补气,舒肝益肾而收全功。

[病例25] 孙××,女,47岁,郊区二小教师。

于1993年2月体检之时,发现右肾患有结石,内有1×1 cm大的结石一枚。由于身体素虚,不宜激光粉碎而来诊。体质羸弱,脉虚,易汗,气短,为气血双亏之体。

治以消石利水,兼固脾肾之法。

设象数配方为720·40·60。经默念无不适感。嘱其随时默念。当默念一周有余,又逢体检,仍是同一大夫B超复查两次,结石已消。腰部酸痛之感随之默念象数渐退。

[方义] 720·40·60

7为艮卦,为石,取意为振石而设;2为兑金,艮土7生兑金

2，为子泻母，意为疏松结石；4为震木克艮土7，为击石而设。7又振阳明胃经，脾胃相表里，故脾气可振；6可益肾利水。

共合为消石利水，佐固脾肾而获效。

[病例26] 曹××，女，34岁，元宝山区城建局职工。

患有头痛七八年，日以头重沉胀，昏浊不清，颈背酸沉，倦怠乏力等不适之感羁留不去，治愈之念已愈淡漠；经人介绍寄一线之望，于百里之外驱车而至。查其面黄，舌稍胖暗，脉虚，不渴，咽部似有痰堵之感。

治以化痰泻浊，通络清头，以除痰浊阻遏清阳之证。

象数配方以60·40·30·720为基础方。先后调为650·820；60·40·720；60·40·30·720；720·60·40·30。并配以针刺。

共治21次，终以攻克顽疾。遂之精力倍增，在每次配合针挑之时嘱其默念象数，刺痛明显减缓，甚或无有痛感，其甚为怪疑。此为余于挑治之时，用以止痛的常用之法。

其机理有待继续探讨。

[方义] 60·40·30·720

初用650·820为补肾健脾，扶正祛邪；60·40·720之中，7为艮土胃，为背，善除阴湿之邪；2为兑金，祛痰；脾胃互为表里，脾为"生痰之源"；7可振奋脾阳而除痰浊；4疏导气机；60固本扶正。

又因眼干改为60·40·30·720。上述诸方多以扶正祛邪为本，以扶正为先。久病多有伤证，终以720·60·40·30，以祛邪之中寓以扶正。

[病例27] 曹××，女，18岁，喀喇沁旗某校学生。

患有头痛多年，经人介绍，于1993年6月从百里之外驱车来诊。查其体质尚可，询问病史，知其用脑多思，气血暗耗，髓海失养所致。

治以补益肝肾，疏解头部气机。

开始嘱其默念650，默念一会头似有紧胀感，改念60·50，不足三分钟,即感头清眼亮,再念二十余分钟头痛即止,并连连道其头部特别清凉,十分舒适。后追访,疗效已固。

［方义］60·50

初令其念650,头似紧胀感,其因为补之有余;而改60·50,则补疏适宜;加之患者年少,少有七情之扰,象数易配,经络易通而获速效。

［病例28］王××,女,54岁,宁城县头道营社员。

1993年3月末来赤峰市儿媳家伺候月子,适逢余为其儿媳以象数疗疾,疗效快,方法简单,亦求为其治疗咳喘病。

其患有气管炎十余年,当时正值咳嗽气喘,余见其虚实相杂之象,即配方为20·60,嘱其默念。念之几分钟即显疗效。又念30分钟,诸症平息。

直至回家之时,亦未复发。嘱其回去常常默念,以疗疾健身。

［方义］20·60

久病喘咳,其本在肾。6补肾纳气,2为主气,佐振肾阳以升清降浊。2又为脾土之子,"脾为生痰之源,肺为贮痰之器",其症虚实相杂。取20以泻脾之痰浊,又可清肺化痰,共奏补肾纳气,理肺化痰之效。

［病例29］刘××,男,60岁,木家营镇农家营村社员。

1992年10月,因一次恼怒而患有尿频,尿急,小便涩痛,连及小腹烧痛难忍。半年多来,四方求医,却查无结果,治无疗效,病魔缠身,苦不堪言。

经亲友介绍来诊。查其舌质暗红,脉沉弦,面暗黄,体瘦。乃系恼怒伤肝,气郁化火,湿热郁于下焦,阻滞膀胱之气所致。

证属淋症,属现代医学泌尿系感染范畴。

治以疏肝解郁,通调下焦,清热利湿。

象数配方为600·50。以此为基础方加减调治并配以刺、耳压等。治疗十余次即告愈。

[方义] 600·50

6为主肾,肾与膀胱互为表里,有助膀胱气化;又,6后加两个0,为偶数,偏凉,利于清热;5可疏肝气,调畅气机以利湿。

共合为疏解气机补阴济阳,利膀胱气化,而收通调水道,小便自利之效。

[病例30] 刘××,女,50岁,木家营镇木家营村社员。

右肘部疼痛一年之久,痛甚时难端一碗水。吃药、打针、封闭,收效不著。每遇寒冷阴雨天气痛势加剧。查其肘部不红不肿,痛处不移,舌湿润,苔白、脉虚。

此属风寒湿邪客于经络,气血受阻所致,证系痛痹。

治以温经通络,疏筋止痛。

开始嘱念20·60,当即收效。第二次改20·640更收显效。第三次仍守原方,即收全效。

[方义] 20·640

2为兑卦,为右肩臂,可疏解局部气血,祛邪散寒;6通肾,益阴济阳;4主肝,以柔肝疏筋。640祛邪扶正,柔而不燥。

[病例31] 于××,女,20岁,桥西中学学生。

为升学考试用脑太过,致使呕吐、头晕头痛。但看过几家医生,均又不收即刻之效。故而来诊以求速效。由于用脑有过,气血暗耗,加之紧而不弛,气机阻遏,脾运失司而致呕吐纳废,头晕头痛。

象数配方为820·650。默念一会即感轻松许多。第二日即持默念坚持学习,渐之诸症悉减。以后每遇考试、紧张、心烦或学习倦怠之时默念象数,均渐以平息。尤其每当默念之时似有一种清爽之气,由心底升起弥散全身,十分舒畅。

[方义] 820·650

820健脾益气,升清降浊。脾气有升,胃气得降;650益肝肾,髓海得养,除烦宁神。

[病例32] 边××，女，22岁，元宝山中学学生。

于1992年紧张的备考中患有偏头痛，时轻时重，甚或梳头之时也痛不可忍。多方治疗已有半年之余，未见显效而来诊。查其舌质暗红，脉细弦，加之心烦易怒、体瘦等，实属用脑过度，气血耗伤，虚火上扰少阳，阻滞不通所致。

治以滋水涵木，健脾生化。

然为其初试几方均不适宜。足以窥其少阳经脉阻塞较著。令其默念00，以振经气。念之舒适，又逐一调治默念三次，经气渐通，并配以挑治。共治九次而愈，并嘱其常持默念，以固疗效，健身开智。

其常默念之基础方为820·60·530。

[方义] 820·60·530

00振经气。患者有阴亏之象，故而取偶数0；820健脾益气，生化气血，以固后天之本；60滋水涵木，以平少阳虚火；530疏少阳淤滞。530貌似助火，但其位于最后，其力已弱，加之前有金来克木，6来制火，已除助火之虞。

[病例33] 王××，女，64岁，皮革厂家属。

有一次感冒四五日，浑身作痛，咳嗽，咽痛，昼轻夜重，天天服药，不见好转而来求诊。查其精神欠佳，面赤，苔黄，咽红，脉浮数。

此系风热之邪袭于肺卫，肺气不宣而致感冒。

治以疏风散热，宣肃肺气。

象数配方为20·50。默念一会儿即感轻松，继续默念，当日即愈。

又有一次，食用水果引起腰痛，并发尿频尿急、尿痛等症来诊求治。查其手足不温，四肢清冷，舌质淡，脉象沉细等。由于年老体衰，肾阳不足，肾气不固，脾虚运化无力，为此稍食生冷，即使肾阳之气不能施化，膀胱失约而致小便不利，腰痛等症。

治以温肾益阳之法。

象数配方为200·50。念之五六分钟症情大减,接着断续持念,遂之而愈。

［方义］（1）20·50

2主肺,宣肃肺气;5为巽卦,主风,疏风热。宣肺疏风,风热即除。

（2）200·50

2为兑金生坎水6,振肾阳。方中虽没有6,但母气强,子气壮,故只取200以振母气。又,肝肾同源,5为阳木,善助阳气,取其温阳之力以温肾。200·50互配,可起温补肾气,利膀胱而获效。其为阴虚之体,故2后取两个0防其伤阴。

［病例34］张××,女42岁,汽车配件公司工人。

素往体弱,不慎感寒,咳嗽不已服药三日不效来诊,当时余正为别的患者诊治,只观其面,呈现表寒之象,嘱其默念20。默念约十余分钟,咳声渐减渐息。

［方义］20

2主肺,宣肺肃降,又主治肺疾,其力较宏。

［病例35］王××,男,37岁,郊区鸭子河村社员。

左侧腰腹酸痛半年余,时作时止。一次剧痛不止,经医院检查发现为肾结石。于左侧肾内有一绿豆大小之结石。经人介绍,由其家属用车推来求诊。来诊时疼痛正作,弯腰按腹,呻吟不止。嘱其默念象数6000,试图直至病所,经默念片刻,腹痛渐止,但胃腹胀满,左腰酸木之感依然不消。待再诊时仍痛苦不已,又配一象数仍不效。

于是沉思良久,猛有所悟:脾胃虚寒为病之所要。故改方为3820·650,以温脾健运振奋肾阳为主。经默念稍许,随之排气,诸症渐缓。来时用车推来,走时骑车而归。待调治第三次时,结石呈粉碎状物排出。后又巩固治疗三次,以其善后。

［方义］3820·650

根据经验，开始配方为6000，当时尽管减缓腹部酸痛，但胃腹胀满，腰部酸木之感仍然不消。6000虽能直至病区，但温阳之力仍不足，无力驱除脾肾寒邪，为此欲速则不达。后配方为3820·650即刻收效。其3820温脾益气之力较著，脾气健，运化正常；650温肾散寒，肾施气化。

故五行生化有序，病邪自出，可谓"正气内存，邪不可干"。

［病例36］付××，男，33岁，翁旗四道杖房乡农民。

患有膀胱结石年余，结石直径为0.8—1cm。多次服用中西药不效。某医院建议激光碎石治疗。为此备钱备物准备住院之时，经人介绍而来诊。自诉腰及小腹时有作痛，时缓时剧；排尿，时有中断；苔薄黄，脉滑。

治以益肾气，利尿排石之法。

经埋针、压耳穴治疗两次，未见其效。第三次配象数为60·2000，令其随时默念。第二天早晨排尿之时，竟排出两枚黄豆大小之结石，遂之诸症悉退。又嘱其回去后常持默念，以其善后。

［方义］60·2000

60振肾气，可使清阳之气得以施化；2000主肃降，通调水道，其2后三个0，效力更著。故达利水排石之效。

［病例37］王××，男，28岁，红山区服装厂工人。

有一次电焊之时，不甚将双目灼伤，目赤流泪、刺痛难忍。急用药物、偏方，也无减缓，彻夜难眠。第二日急来求诊。待余观后随即嘱其默念03，其效不著；又改003约过五六分钟有所缓解，又过20分钟左右，其症若失。持念半日眼虽复常，却引起胃脘不适；此为003偏凉之性伤其脾胃虚寒之故。为此弃之此方，改用他方调理脾胃。

［方义］003

3为离卦，为目。003偏凉，上述眼疾属火，正合水克火之意，又因脾胃虚寒，故003引起胃脘不适。

[病例38]马×，男，30岁，元宝山区哈拉图乡四道井村农民。

左腿胀痛半年，经某医院检查为静脉炎，劝其手术治疗。因其不愿承受一刀之苦而来求诊。经余查后为其配方为720·40，配合挑治。治疗一次即收良效。并于每次挑治之时嘱其持念象数，挑痛即失。如若停念其痛难忍。如此治疗几次，基本痊愈。

[方义]720·40

艮卦为山，为止，为凸，为多节树木。静脉曲张合其艮象，故取之7以疏解局部；2主气，可振奋脉道；4主肝，主藏血，取之血归有源，又助气机施化，故收效。

每于挑治之时，嘱患者持念象数配方，大多能收到减缓疼痛或完全止痛之效。

[病例39]张××，女，41岁，铁南农民。

腰背酸痛一年余，时轻时重。重时影响步履。天气有变或劳累之时酸痛尤甚。来诊时疼痛正作。查其手足欠温，四肢清冷，畏寒，舌体胖大，苔白腻，脉沉细，以痛为主。

此系寒邪阻滞，气血不利，筋脉失养而致，乃属痛痹。

治以温肾振阳，散寒通经。

由于素来体虚，开始埋针治疗四次，其效不著。改为象数默念，令其持念650，当日即效。第二日诸症悉退。又嘱其常持默念，以培元固本。1年之后，来诊，方知疗效巩固。

[方义]650

650补肝肾，振肾阳。一般善驱阴寒之邪。

[病例40]张××，女，54岁，元宝山城建局会计。

右侧偏头痛已近十年，经治未愈。近几年病势逐年加重，每遇用脑、情志不遂之时尤甚。且伴有心烦失眠，夜晚手足燥热，双目干涩等。查其舌干苔薄，脉细体瘦等。

系属劳心过度，气血暗炽，水不涵木，虚火上扰，累及少阳，阻涩不畅，脑失所养而致头痛。

治以滋阴降逆，疏络止痛之法。

开始嘱其默念650，不适。改60·50即舒，且脚底出凉气，头部清凉。手足燥热、心烦等均有减缓。后来默念时注意到，每当持念象数之时手足即热，停念则凉。再次就诊时，为解除双目干涩等象，改念60·50·30。当默念或停念此方时，手足出现的凉热之感仍同前方，其目干缓解。后因腹胀又改60·50·30·820，腹胀除，只余舌干之症未得缓解，又调至260·50·30·80。经默念后，诸症基本缓解。并嘱其常以持念。由于路遥，未能追访。

［方义］（1）60·50·30

开始念650不适为补之有过，疏之不及；改60·50，其疏补合度而达头清舒适。在补益肝肾的基础上加30以除眼目干涩。

（2）260·50·30·820

在前方60·50·30的基础上因腹胀而加820，其820除腹胀；又260益肾之力较著，唾为肾液，故改方为260·50·30·80以除舌干之象，更调诸经。在默念过程中，脚底有凉气排出之感或持念之时手足发热等，均为排邪之象。

头为人身之巅，诸阳之会。即上为阳，为天；下为阴，为地；其气机之升清降浊，正合古人的"天轻地重，天清地浊"之意。为此如若浊气上逆，诸恙即可稽留头部。

［病例41］张××，女，58岁，九中退休教师。

患有牛皮癣二十余年，遍布周身。患部干燥，肥厚变硬，高低不平，瘙痒烦躁，秋季尤甚。外地、本地多处求医，终不见良效。查其一般状况尚可。

治以滋阴清热，驱风除湿。

象数配方为650·72000。持念两个多月，好转大半，情绪转佳。又改方为2000·60。经持念其效更佳。适值秋季应属尤甚之时，反收良效，皮癣大多消退，患者欣喜不已。现仍在治疗中。

［方义］（1）650·72000

650可滋阴清热疏风，7为艮卦，为凸，为皮癣之象而取，可直至局部软坚散结；2000疏解表邪，祛风除湿。（650除振肾阳，兼可滋阴）。

（2）2000·60

2为兑卦，主肺，主皮毛，取之疏散皮肤之邪；2000位于前，其效更宏；60滋阴除烦，佐以2000清热祛风除邪。

［病例42］贾××，女，51岁，市广播电视服务公司职工。

右肩酸痛乏力半年余，上举、外展、后伸均受限不利。此属肩凝症（肩周炎）。

治以活血散寒，通经活络为主。

象数配方为820，经默念以后渐感舒适轻松。持念近月，基本复常。

［方义］820

8为坤卦，为右肩，8又主脾，脾主肌肉，取8可直至病区，疏解局部，8又有散寒之力；兑金2为坤8之子，为此可泻母之寒凝之邪。

［病例43］郭××，女，38岁，围场县三区朝阳乡叶柏寿农民。

患有胆囊炎五年之久，常有胃痛消化呆滞，后背沉痛，偏头作痛等，年年求医，病情不减，甚为苦楚。查其苔白腻，舌色偏红，脉细等。

此系肝郁不疏，胆道不利，木郁乘土，脾胃乃伤，而致胃痛消化不良等。又胆经循其肩背、头侧，气血不畅，故肩背酸痛、头痛等。

治以疏肝利胆，通经活络。

象数配方为40·60·3800。经念月余诸症基本消失。又持念半年余，未再复发。

[方义]40·60·3800

40疏肝利胆；6主肾，与膀胱互为表里。膀胱经循于后脊两侧，而背腧穴位于膀胱经，振奋肝胆疏泄之力。3800温健脾胃，升清降浊，故诸症悉减。取偶数0，缓其38助阳之过。

[病例44]张××，女，61岁，木家营镇鸭子河村村民。

患有心疾三十余年，每次复发心跳不止，似有跳至咽部之感，浑身颤抖，头胀如破。病势逐年加深，近几年来加之年老体衰病情尤重。其心悸发作由初时的几分钟，增至几十分钟，甚达两个小时，同时伴有血压升高，头胀目眩，咽部堵塞憋气等，常有心烦，乏力神疲，苦楚不堪。虽经外地、本地医治，但皆乏效。对于治疗已无"奢望"。面少神色，抑郁寡欢。舌暗、苔白稍腻、脉细体瘦。

脉症之象乃属心阳虚衰，水浊上逆所致。

治以温脾和胃，温通心阳，涤痰降逆。

象数配方为720·40（开始配方直至温通心阳，其效不佳，故改方为720·40）以整体调治为则。先温后天之阳，继通心阳，兼以疏理气机，化痰降逆。又因兼有阳亢之象，告诫春夏之季，寅、午时少念，防其助火。经持念半年余，诸恙渐已平息，身体康复，精力倍增。

[方义]720·40

7为艮卦，为山，为止，取7意为止心悸；又，7主胃，主阳明土，宜振脾胃之阳，故后天阳气振奋，心阳自通；2主气，不仅益脾胃之阳，还可佐助心气降逆安神；4疏导气机，降浊息风。协力而奏佳效。

[病例45]凌××，51岁，市地质三队家属。

一次怀抱孙女，不慎撞倒，唇破牙磕，流血不止，急去医院缝合打针、服药。其唇部肿痛，两颗前牙即将脱落，不能进食，彻夜难眠。第二日晨起局部高肿作痛不减而来诊。

经查后即刻嘱其默念2000·650,以活血化淤,消肿止痛。持念约十余分钟,局部即有许多小虫爬动之感,十分舒适,遂之疼痛顿减而失。第二日唇肿基本消失,同时局部渐有表皮脱落。

适值第七日,牙已长固,片药未服。

[方义] 2000·650

2为兑卦,为口,取2直至病区活血化淤消肿,三个0强化功能;6主肾,肾主骨,齿为骨之余;取5佐补肾气以扶正。故650扶正固齿。

[病例46] 邢××,男,40岁,三道井打粮沟农民。

腰痛年余,经某医院检查为骨质增生,经药物治疗未见效果,故几十里外驱车来诊。经查后嘱其默念60,当时即收效。再诊时又改为1000·60,以通督脉振肾气。经默念效果更为显著,当时疼痛基本消失。为加固疗效又配以针刺,后因无暇再诊。经常持念象数,腰痛未再复发。

[方义] 1000·60

6为坎卦,主肾,肾为腰腑,故取60,以通肾气,活络疏结;1为乾卦,乾为阳之本,督脉统摄诸阳,又循于腰脊正中,故1000通督脉,振阳气,温通腰腑,前后相合而获佳效。

[病例47] 廉××,女,62岁,木家营镇衣家营村村民。

五年前因胆石症切除胆囊。1993年7月份突发胆区疼痛月余,经人介绍前来求诊。查其舌干,苔薄黄,脉弦细,面红神疲等。

系属肝郁气滞,失于条达,经脉不畅,不通则痛。又,郁而化火伤阴,故有虚火上挠之象。

治以疏肝利胆,通络止痛为主。

象数配方为40。默念约十余分钟,其痛大减,如此默念三日基本治愈。同时咳嗽之疾亦收显效。

[方义] 40

4主肝,肝主疏泄又藏血,肝气条达,其痛自除。又,象数疗法机理为治疗局部，调节周身，使其阴阳平秘。

故慢性气管之疾亦收显效。

[病例48] 高×，女，20岁，师专家属。

右踝关节胀、肿、痛十余年，走路一瘸一拐。每遇劳累之时尤甚。虽经多方治疗均为罔效。于1993年2月（阴历）份来诊，经过十余次调治基本治愈。

其象数配方为4000·820。嘱其经常持念，而停止治疗。

时值八月（阴历）又来诊，诉曰："每每走累之时仍有胀痛不适。"根据季节将前方调为4000·370，持念当日诸症悉退。又巩固治疗四次，并配以针刺。

凡是象数疗法配以针刺之时，需待默念象数舒适有效之后，才可配以针刺等疗法，否则不易观察象数配方是否有误。

上述两组配方，均以疏解局部气机，健脾除湿为要。两次治疗又分别为两个不同季节，为此不能固守原方。

[方义]（1）4000·820

4为震卦，为足，取4疏解局部气机；8为坤土，主脾，主肌肉，取之健脾除湿，温养肌肉。又二月主春木，木克土，脾气最弱，取之以振奋脾阳；2为兑金，主肺，司一身之气，可助脾益气。

（2）4000·370

二次再诊适值秋月，为金克木，故减去2；秋季肝木之气最弱，土气亦不振，故取4000以振肝木，直通局部疏解。取7，一为振奋多气多血之阳明胃经，以利行气活血除湿；二为消散局部淤滞，因局部为胃经所循。370为火生土，可助上述之力。7、8之数均属土，然用之有别。

[病例49] 仲××，女，48岁，木家营镇鸭子河村农民。

1992年9月因坐骨神经痛来诊，经象数配方的调理，配以针刺，十余次获愈。1993年7月，又因劳累旧病复发而来诊。先后配以象数为1000·80；70·40；70·20；70等，并配以针刺治疗七八次而愈。

上述配方以温通督脉，散寒除湿为要。

［方义］70

1000·80 通督脉健脾除湿；7 为艮卦，山象，臀部以山象取之 7；7 又主阳明胃，可温解局部散寒通络；40 疏导凝滞之气；二可宣散局部寒邪。

其两次患病均为阴历秋月，秋月属金，土生金，土气易伤，土虚则寒湿之邪易于侵袭局部阻于经络而发病。为此象数配方以 70 为主方，加减而获效。

［病例 50］王××，男，35 岁，喀旗牛营子镇仓窖村农民。

后项连及两肩背作痛半年余，虽经按摩，未收其效而来诊。体质尚可，颈项活动稍有受限。

治以散寒除湿为主。

嘱其默念象数 5000，配以针刺。第二次改方为 40·70，并配以针刺。但连治两次其效不佳。经询问才知回家以后并未持念象数配方。后经认真默念始有收效，其后又调方为 50·70，经治六次获愈。

［方义］50·70

5 为巽卦，为风，为阳木，可疏风散寒；7 为艮卦，为关节，为背；取之直至病区，疏通局部；7 又主阳明胃，振土阳，除寒湿；40 可疏导气机。

［病例 51］丛×，女，13 岁，皮革厂家属。

双腿酸痛近十天，尤其夜间，不论取何姿势，均感不适。为其配以象数 650·30·80，以祛寒湿之邪，持念一日余，其症即除。开始念 650·380 与 60·50·380，引起腿脚麻，均感不适，为此弃之不用，改方为 650·30·80 而获愈。

［方义］650·30·80

650 振肾阳，以温通诸经；5 为巽卦，为股，为风，取 5 可直至病区而疏风；3为离卦，为心，心主血脉；取30，为通血脉，二为温脾除湿。开始念650·380或60·50·380，均引起腿脚麻而不适，其为补脾有过，气滞不畅之故。

而650·30·80其疏补有度，通则不痛。

[病例52] 时××，女，50岁，本院职工。

20年前即患有布氏杆菌病，日以全身酸痛不适。渐之患有低血压，低体温，胆囊炎，肩周炎等。承受多病之苦，身体羸弱不堪。

1993年4月左侧鼻孔旁，近四白穴部位鼓一小凸起，鼻孔干燥，其痛渐剧，颌下淋巴结肿痛，全身胀麻。左腿酸痛胀麻行走困难，眼周青紫，上唇紫青麻木不灵，心中烦躁纳废。

二便不通，自感全身如同木板僵硬。深感患了疑难之疾，又唯恐乘车振动，不去医院而来诊。进来自诉患一火疖，疼痛不止。余便顺势看了一眼，提笔写了象数720·4000，嘱其默念，仍去诊治远路患者。

当其默念之时即觉鼻孔有热气排出，肩背等部有气排出。回去以后继续持念，从耳中发出有节奏的"叭、叭"声，不念则停。再诊时，经余细查，心中一惊，断曰："你这不是火疖，是疔毒！毒气太大了。"改方为820·160·430，以清热拔毒。

当即默念，即刻从口中开始有节奏地喷吐白沫近一个小时，渐停。心中轻松许多。回家以后几天内，只要持念象数配方，即喷白沫又腹泻，渐之即使不念，亦出现周期性的喷白沫与腹泻，同时全身各处总有邪气向外排射之状，上焦尤甚。继之周身布满大小不等、红白相间的丘疹，时有奇痒，此起彼伏。

竟有一日，从鼻尖部位如拔出一个萝卜状物，顿感周身轻松，只是身倦欠温。经查，毒气基本排出。于是改方为650·30·820。持念时即刻感到全身温热，遂之渐有食欲，精神转佳，诸恙悉退而愈。上述诸多宿疾亦随之而愈。

[方义]（1）820·160·430

8为坤土，为腹；2为兑金，主肺，主气，均可调畅腹部气机；又土生金，可泄腹之郁滞，通利大便，排出毒邪。1为大肠，首，属金；6为坎，属水，故160为金生水，可清泻大肠，排"首"之毒邪；又，6为肾，主水，清热；4为震卦，主肝，肝藏血，主疏泄，驱毒；430为肝木生离火，清泻血郁之热，且补益心气，以疏导血脉，利排毒。

（2）650·30·820

650益肾助阳；30通心气，益心阳；8为坤土，为腹；2为兑金，主肺，肺主肃降，通调水道，于是820通调二便。故650·30·820调和脏腑，祛余邪，以利善后。

上述喷沫、腹泻、丘疹、排气等状，均为排毒之象。关于720·4000是误诊为火疖而设，弃之未用。

[病例53] 相××，男，35岁，赤峰针织厂职工。

右侧腰部作痛年余，渐趋加重，时有阵发性加剧，连及少腹，伴有恶心，小便时有不畅、频急等。

拟诊为右肾结石。治以扶正祛邪，调畅气机，碎石利水。

初念070，默念几日疼痛减缓。第二次改方为40·70，持念此数当日即排粉末状碎石，第二天又排粉状碎石，两次足有一止痛片大小（0.5）克。其痛大减。后又改为40·720，经念后其痛基本消失。加之出差，停止治疗。一年后追访，疗效巩固。

[方义] 40·70

7为艮卦，为山、石；4为震卦，属木。40·70为木克土，利碎石。又，7为阳土，振后天之气，扶正祛邪，4主肝，条达气机，利排石。2主肺，主肃降，通调水道。故40·720，在碎石排石扶正之余，利气机，通调水道。又腰脊应艮象，故070可调畅腰部气机，减缓疼痛，于7的前后加0，可不燥不腻，条达气机而减其疼痛，取之"急之治其标"之意。

[病例54] 李××，男，31岁，市水利灌溉研究所工程师。

患有胃病十余年，近两三年病情加重，胃痛常作，持续用过多种胃药，均为乏效。一次其姐陪母来诊，诉说其弟病情，要求用象数治疗。余便为其开三组象数配方，嘱其择之舒适一组默念。可巧，其于第二日下午胃痛即作，择其70·40默念时，胃痛即止。时过三个多月，余询问病情，其曰："持念70·40，胃痛一直未发，感觉舒适。"此组可谓温胃散寒舒肝之方。

［方义］70·40

7为艮卦，主胃，直至病所，胃系阳明经，属阳，故取7宜驱寒邪而振胃气；4可疏肝理气和胃。70·40和胃疏肝，散寒温中。

[病例55] 边××，女，41岁，铁南小区（南山小区）农民。

患有嗜睡症近十年，逐年加重，常伴有周身乏力，背沉，手心易汗。经年治疗均不得效，时轻时重。查为面黄、体瘦、舌质稍淡、脉虚弱等。

证系心脾两虚；又，久病损及诸脏。

故以补肾健脾，温通心阳为主，平调阴阳。

象数配方为650·3820。经念实感清爽舒适。只持一方默念几日，即已固本扶正速获痊愈。

月后追访未再复发。10年顽疾，一方捷效，几日息平，精气皆充。

［方义］650·3820

650补益肝肾，温振肾阳，肾阳通达诸经；3820温通心阳，健脾益气；气血畅和，五脏六腑阴阳平秘，诸恙即失。

此例虽以心脾两虚为主，但久病损及他脏。配以此方五行具备，主次有别，助于生克有化，寓以"天人合一"共振之微。

[病例56] 张××，女，46岁，三道街六组市民。

此例患有一怪疾：口腔及舌，频频抽缩，牙床总有冷气袭挠，寒气充斥口腔，伴有胃胀胃寒，四肢欠温等。患有两年，不惜重金到处医治，终不得效。情志不遂，忧心忡忡。查其面黄，舌淡苔腻，脉沉虚，胃脘似有一拳头大小之包块，得温则散。

证属脾胃虚寒，寒凝胃脘，循经上扰口腔所致。

治以振奋肾阳，温中驱寒为主。

象数配方为30·820·650。经念数日，收效渐著，病人精神大振。还余少量寒气袭扰牙床，但继念上述配方仍不得全效。故改方为650·380·720。持念当时寒气即熄，同时配以针刺。

［方义］（1）30·820·650

3主心，心主血脉，30温通心阳，促气血畅达；820健脾益气；650振肾阳。先天振奋，后天生化有源，气血得以畅达周身，寒邪自退。

（2）650·380·720

此方在温补脾肾的基础上，再助胃阳而获全效。此方温热之力较宏，足见寒邪凝滞胃脘较重，非一般之力所能及。

［病例57］刘××，男，36岁，木家营衣家营村农民。

腰腿痛近三年，曾到过几家医院，诊为骨质增生，经治不效。又到过专科医院治疗，亦无良策，并曰："你以后生活可能难以自理。"致使患者十分担忧。治又无效，心中正处苦楚之时，经人介绍而来诊。

第一次令其默念10·60；第二次改念1000·80，经念几日，始收疗效，并配以针刺；第三次改念1000，其效更佳。最后又调为7000·40，其效更著，又念数日即收全效。

［方义］（1）1000·80

10·60可初振督、肾二经。改1000·80可温振督脉，通调局部。

1为督脉，8可散寒，然加80，似温热之力有过而阻于畅达，为此去掉80，使1000温通之力适度，效力专一，故收佳效。

（2）7000·40

7为艮卦，为腰脊，取之通达局部，三个0佐以7之温通之力；40主肝，疏导气机，病邪自除。此方效著亦基于前方疏通有关。

有些患者周身经络堵塞较甚，象数配方往往经多次调方，才可渐次疏通，始收疗效，乃至畅通。为此开始默念不适者，经分次默念几次，逐渐适应而无不适感，继可调方默念施治。

[病例58] 其××，女，28岁，市蒙中教师。

患左侧坐骨神经痛六七年，时轻时重，每遇劳累、寒湿之时，疼痛尤重。又适逢秋季劳累而发，作痛不休，生活难以自理。服药、打针等多日，均为罔效。查其手足欠温，舌色偏暗，苔润脉虚等。

证系寒痹。治以温经散寒通络止痛，佐以除湿。

开始令其念7000；100·70均无效，而后者念之，其痛反为加重。余思片刻，改方为70，持念约四十分钟，疼痛基本缓解。一扫来时艰难步履，健步而归。

[方义] 70

7为艮卦，为山，臀为山象，又7为左足，可通络于左腿，故取7配之。而7000祛邪之力较峻，其病多年正气有损，故用之有过。又100·70此方中，00偏阴，故寒痹加阴必然致痛。而70偏温不峻，其力适中，为此已达到温经散寒，通络止痛。

[病例59] 相××，女，41岁，松山区木家营小学教师。

有一星期日下午，用大镰刀刮树皮，不慎猛砍于膝盖前下，疼痛不休，第二日即来诊治。

查其伤口半寸有余，微红渗湿，只经简单消毒处理，便令其默念70，当念之四五遍，伤口之处即有热乎乎、麻酥酥之感，似乎在愈合，渐感舒适。三日之后，毫无不适而停念。然不足一日，伤口流水，并有阵阵刺痛，渐之行路困难，这才意识伤势匪浅，定是伤及于骨。为此继念70，其痛又缓。隔日再诊时，又改方为7000，其效更甚，念之有一热乎乎的气流绕于伤口，实感舒适，持念二日即停。可停念不足半日，伤口又有不适，有碍下肢屈伸，于是又念几日而愈。

[方义] 70

7 为艮卦，为凸，为关节，膝盖应艮象，可通局部之络，活血行气，促其愈合。7000 其力胜于 70。由此例亦可窥其一斑：人身为八卦之体，五行为用，诸身之疾皆应八卦。

施以象数疗法，蕴寓阴阳五行生克制化，合于"天人相应"观。

[病例 60] 王×，女，23 岁，地质三队家属。

有一次双眼突然红肿疼痛，心烦口苦，难耐之极。用药一日不效而来诊。

查其舌红，脉弦，面红等乃是肝胆火盛，热邪沿经上挠清窍所致。

治以清热降火。

嘱其默念 003，经念，双目即感轻松。回家后随时持念，渐以收效，第二日即收全效。但默念此数引起胃痛不适，便嘱其停念 003，遂之胃痛渐消。

[方义] 003

此例目疾为肝胆火盛所致。"实则泻之"，"我生子为泻"；3 为离火，为目；为震木之子。偶数 0 偏阴，此目疾象火，003 为水克火而设。子火泻，母（肝木）火亦遂之而熄。又因其胃脘虚寒，故寒疾用凉必致不舒。

[病例 61] 王××，女，66 岁，皮革厂退休工人。

十多年来患有高血压，动脉硬化，轻度脑血栓后遗症，白内障等多种顽疾缠身，虽经治疗其效不著，常致心绪不佳，易怒心烦。

找余治疗之始，对象数疗法持有怀疑，只以针刺治疗。后其主动要求象数治疗，为此配方为 260 以补肾益气，滋阴潜阳。经默念无不适感，嘱其随时持念。念有数日症情始有转机。又经一个多月，诸疾皆收显效，遂之体质转佳，精力渐增。每遇不适之时，稍念象数，即便平熄；有时家务乏累，念念象数即可复常；遇有恼怒之余，念念象数，即可平肝。

[方义]260

这个方为兑金 2 生坎水 6,可谓补肾益气之方。又肝肾同源,补肾则肝得益,其气亏阴虚阳亢之象渐以缓解。

260 此方,一般地说具有补肾益气之效,为此,由气虚阴亏而导致的高血压或低血压,均可收效,其因为致病机理相同之故。

[病例 62]王××,女,27 岁,赤峰八家农民。

适逢秋收季节,由劳累引起腰痛,渐之连及左腿,疼痛不已,生活难以自理,经介绍来诊。

初诊为坐骨神经痛,为痛痹。此乃寒湿之邪侵袭左侧腰腿,阻滞脉络,不通则痛。

治以散寒除湿,通络止痛法。

象数配方为 70·20,当即默念似有缓解。适值傍晚来诊,嘱其回家持念。当晚明显缓解,第三日基本正常,同时配以针刺。由于秋忙停止治疗。但过数日又来诊,诉曰:"又痛"。经询问才知,由于对象数疗法持有怀疑,故停念。便令其回家继以持念。时隔二十余日又来诊,诉曰:"经默念象数左侧痊愈,右侧又痛,再念 70·20,对右侧腿痛不效"。故又配方为 010·80,持念十余分钟,疼痛渐缓,继以持念,当日即愈。

[方义](1)70·20

7 为艮卦,为山,为左足,取 7 直至病区,疏导气机,驱邪;又 7 为阳明胃,振阳土,驱寒湿;2 为宣导气机,通则不痛。

(2)010·80

1 为乾卦,为右足,直至局部,疏导气机,乾卦又为阳之本,通督脉,温通诸阳。80 可温脾散寒燥湿。

[病例 63]莲×,女,22 岁,本院蒙文系学生。

一次体育活动跳绳之时,不慎将腰扭伤,服药治疗几日不效而来诊。开始嘱其默念 600,腰部稍感轻松。又改 6000 持念十余分钟,其痛即失。

[方义]6000

6通肾，肾为腰府。该患非属阴虚之体，600通而偏阴，系属配方不当。6000温通经络止痛。

[病例64]美×，女，21岁，蒙文系学生。

有一日夜间，腰痛不休，不敢活动，呼吸受限。第二日急去医院贴敷膏药，不效而来诊。

查其局部无异常之变，先令其默念60，头似有不适；改念6000感觉舒适，其痛大减；欲求速效又改念6000·20，持念二十分钟疼痛即除。

6000·20以温肾通络为主，此系寒邪淤滞腰府所为。

[方义]6000·20

6主肾，肾为腰府，取6振奋肾气；2为兑卦，主肺，司气机，取之宣导气机。前后两元（6000·20）相合为温肾通络，宣导气机，通则不痛。60温通之力不足，反助邪气沿经上挠头部以致不适。前后两例腰痛，均需温通腰府，故同取6000。

[病例65]张××，女，32岁，市毛纺厂工人。

左腿疼痛两年余，去某医院查为坐骨神经痛。痛剧之时，走路困难，生活不能自理。到过大小医院治疗，均不得效而来诊。

查：面黄神疲，脉来沉迟，舌边齿痕，实属寒邪乘袭所为。

治以温经散寒，疏导气机之法。

象数配方为7000·20。先令其默念7000，即感局部舒适，只是头似发紧。又改为7000·20，持念约30分钟，患腿如同健腿一般，其痛顿失。嘱其继念几日，以畅经络，驱寒逐邪。后追访疗效已固。

[方义]7000·20

7为艮卦，为凸，为关节，为左足，为气血不通症。取7000直达病所，温通气血；2为兑金，20可疏散局部郁滞。

又，7000可温通气血，然久病淤甚，其力不足以驱邪，反致邪循经上扰而致头不适。

[病例 66] 李××，女，51岁，乌丹解放营子村农民。

于七八年前始患全身风湿痛，时轻时重，体质日衰，先后继发月经不调，宫颈糜烂，尿道炎，胃病等几种顽疾。治疗乏效，病势渐进，近有年余不能参加体力劳动，深以为苦。

此为顽疾羁留，正气已伤，治以扶正祛邪为主，渐以调治。

象数配方为20·650·380。以此为基础方加减调治。

因其经络堵塞较甚，初试几次象数配方均感不适。又经几次调方，渐感舒适，食欲转佳，体力渐增，已除昔日喜卧之态。经治月余，症情大减，喜形于色。只因适逢秋忙回家持念。渐之精力充沛，少有倦怠。每遇劳累之时，意想象数片刻，即刻解乏；若遇身上不适之时，默念象数，其症顿熄。

原睡火炕，鸭绒褥，亦是飕飕冷气袭于周身，尤其晨时三四点钟，全身又冷又痛，只好起床活动。现在晨时不仅温暖舒适，下肢还见潮汗，这种现象不曾有过。

[方义] 20·650·380

2主肺，主气，气行血行；650温肾益肝，滋阴济阳，善驱阴邪；380温脾，振脾阳，助生化。先天济后天，"正气内存，邪不可干"。病邪渐退。

[病例 67] 陶××，男，30岁，本院讲师。

于1993年10月的一天，正骑车行驶于路上，突感胃痛，岔气，转侧不能，呼吸受阻，奇痛难忍。勉强返回，急来诊。

查其气滞于左侧胸胁。此属偶有动作不利，肝气滞于左胁所致。又因肝气郁滞，木郁乘土，故胃痛。

令其默念4000，半日即愈。

[方义] 4000

4为震卦，为左胁，为肝。肝主疏泄，故4000速解左胁气滞。又因肝气疏则胃气和降，故胃痛自除。

[病例68] 金××，女，29岁，木家营镇衣家营村农民。

于1992年春季以来，后背有一椎骨疼痛，每遇劳累，其痛加重。虽经几家医院检查，亦无异常。且病势渐趋加深，渐之无法主持家务，即使休息，亦作痛难忍，求治不效，心急如焚。

作痛位于九、十胸椎处，不红不肿，手足欠温，面色淡白，舌质稍暗，脉沉。

系属寒邪凝滞局部所为。

治以温肾通络之法。

初试令其念160，配以针刺。后又改为60默念，当即局部轻松舒适。日以持念，仅三次调治，其症即除。

[方义] 60

160补有余，通不及，然可初振督脉，温肾阳。60通肾气，温肾布阳，两方合力布阳通络，速驱寒邪。

[病例69] 王××，女，70岁，木家营镇鸭子河村村民。

患有鼻炎三十余年，每遇劳累伤风感冒之时，不敢触摸局部，伴有头晕头痛。尤其近几年被经济所困，不得治疗，其症尤甚。一日邻居老人陪其来诊，经查后，先后配以象数为70；720；60。经默念均有效，尤其60效果更佳。刚来诊时不敢触摸局部，待念30分钟左右，其痛顿失。后又常以持念，不仅疗效已固，且体质增强，与病几近无缘。更令其莫解的是，原来的老花眼，亦竟不药而获显效。

[方义]（1）720

7通阳明经，此经夹鼻上行，旁行入目内眦与膀胱经相交会，取7为循经取穴；2主肺，鼻为肺之窍，故取2，以宣通肺气。故70；720均有效。

（2）60

6为坎卦，主肾，温通肾阳。肾为腰府，督脉循于后脊，故肾阳温振督脉，直至病区，为此60效著。又，60有补肾明目之效。

[病例70] 何××，女，26岁，汽车修配厂工人。

产后半年来患有心悸心慌，日以阵发数次不等。每遇劳累、饥饿紧张之时常可触发,遂之心跳不止,周身乏力,哆嗦、六神无主,饥饿不忍等。致其无精打采，纳呆肌瘦，深感苦楚。

查其面色白，舌质偏淡，苔少津亏，脉虚细等。

证属产后身心失养，损及脾肾，心阳不宣所致。

治以培本固元，温通心阳之法。

象数配方为40·30·70。其默念片刻，心悸顿然平静许多，周身舒适。又持念数日，诸症即熄。

[方义] 40·30·70

4主肝，肝藏血，主疏泄，肝木生心火，益心血；30可振奋心机，以通心阳；70振奋阳土，以培土固元。

[病例71] 张××，女，53岁，市气象局职工。

于1992年秋季以来，双膝关节时有作痛，虽经治疗，且渐趋加重，时时困扰。无奈只好克服路遥之苦，来此求诊。为其用象数密码配以耳压断续治疗三个多月，病情遂之转佳，尤其满头白发束束变黑，皮肤细嫩，指甲柔韧，精力渐增。现已基本治愈，仍于巩固疗效与健身调治中。其常用的基础方为720·650·380。

[方义] 720·650·380

7为艮卦，为山，为关节，取7为以象取之，直达局部；2疏解局部；720位于前，以侧重双膝关节；650振肾阳，温通诸经；380温脾燥湿。故温补脾肾之阳，而寒湿自除。

凡是合理的象数配方，不论其为几元配方，均可运化五行之躯，使之阴阳平秘。

[病例72] 王×，男，26岁，地质勘察开发院。

由于工作环境大多阴邪较盛，几年来寒湿之邪侵及腰府，时有作痛。此次腰痛又作，只得卧床休息，夜间不得安眠。第二日来诊，嘱其默念20·600。念有片刻，腰部似有许多小虫爬行之感，舒适之极，遂之腰痛即除，当日即愈。

［方义］20·600

2为兑金，主肺，主气，主肃降，排邪于下。6为坎卦，主肾府，可振奋肾气，驱邪通络。病人为阴虚之体，素日易上炎，故6后取偶数0，防其助炎之弊。

[病例73] 王××，女，32岁，本院讲师。

几日来患有头晕，爱人外出学习，孩子无人照料，心中着急；自调饮食以助营养，然无济于事，查其血压偏低，素往体弱，胃纳不佳，面黄，脉虚。

此乃脾肾不足所为，治以补益脾肾。

令其默念260，渐感舒适，又念几日，即愈。

［方义］260

2为兑金，主气；6为坎水，主肾。260为金生水，补肾益气。先天得补，济养后天，其晕自除。

[病例74] 赵××，男，35岁，林西县官地乡人。

1993年11月，陪其爱人求诊。余为其爱人写一象数密码，正在持念之时，其便惊喜地诉曰："我左胸痛半个多月，刚看一眼爱人手中象数密码380，胸痛就好了。"

［方义］380

380有温中健脾之效。寒滞左胸，得温则疏，其痛顿失。

380温中之力较宏，善振后天，力驱寒邪，如此速效，仍为少数。

[病例75] 高×，男，17岁，本学院学生。

1993年10月，于左面颊长一火疖，连及同侧面颊肿胀跳痛，影响上课而来诊。然余为其换药三次，同时服用解毒类药物，皆不效，仍趋加重。为此嘱其默念2000，持念片刻即感轻松。待翌日换药之时，有一云豆大小之脓块，从疖子中央自然排出，面肿全消，疖肿复平。

［方义］2000

2为兑金，主肺，肺主宣发，外合皮毛，可振卫气，疏通局部络脉，驱邪外出。又，脾土主肌肉，兑金2为脾土之子，2000其力宏，可泄肌肤之毒邪外出，故而速愈。

［病例76］聂××，女，44岁，农机站家属。

双膝肿痛半年有余，行路渐趋艰难。虽于四处奔波求治，终不得效，且几近不能自理之状。唯恐瘫倒，心中苦楚之至。经人介绍，用车推来试治。

查其双膝关节肿大，其色无异，疼痛尤甚，不敢触摸。面黄神疲，畏寒肢冷，舌质淡，脉沉虚等。

诊为湿痹。

治以温肾通阳，健脾燥湿。

象数配方以650为基础方调治，配以挑治。三次治疗后，已见疗效，精神转佳。此后越治越效，已能料理家务，自行来诊。又改方为1000·7000，其效更佳，持念数日已近痊愈。待过半年追访，其效已固。

［方义］（1）650

650温补肾阳。6为坎卦，主肾，通肾气；5为阳木，又，肝肾同源，佐助温振肾阳。故650温通诸经。

（2）1000·7000

1为乾卦，乾为阳之本，通督脉，督脉统摄诸阳，除阴邪；7温振土阳，燥湿消肿，又双膝应艮象，取7通达局部，故1000·7000温阳化湿。

［病例77］王××，女，64岁，皮革厂家属。

罹有顽疾，几经象数调治，针刺等，已近全愈。且有一日不慎摔倒，伤及右侧颈项、胁肋，不能自转，恶心不舒，故来诊。观其面色白恍白，痛苦病容。开始令其默念820·50。颈项虽缓，且恶心不适，故弃之不用。改念820·40，其温热之气即刻周流全身，十分舒适，遂之诸恙渐息。且旧有心疾亦得缓解。

[方义] 820·40

8为坤卦，主脾，脾主肌肉，取之缓痛解肌；2为兑卦，主气，为右胁，右肩臂，取之宣通局部。820为土生金，以泻脾土肌腠之郁滞。4主肝，肝主疏泄，故820·40共合而奏疏解局部，活血止痛。

又病人为阴虚之体，5属阳木，偏阳，有损阴之趋，为此820·50恶心不适。

[病例78] 格×，男30岁，本院蒙文系讲师。

患有胃疾三年余，虽经求治，其效不佳。每每犯病之时，自调药物缓急。

偶有一日兼发头晕，眼花，恶心，面赤等，经查患有高血压。心中着急，欲想以气功外气治愈，然寻师两日不遇，故来诊。查其面红，口苦，心烦恶心等，实乃肝阳上亢之象。思其脾胃虚弱，配以70·40舒肝和胃，升清降浊，经持念，第二日血压即平。又念数日胃疾亦除。

[方义] 70·40

7为艮卦，主胃，振运胃气；4主肝，主疏泄。70·40合力而奏运化胃气，升清降浊，诸疾自平。

[例79] 宋××，女，65岁，水利灌溉研究所家属。

偏头痛数年，逐年加重，适值今年夏季更为严重，伴有恶心，眩晕，眼睛发胀，已近生活难以自理之状。虽以药为伍，且不得缓解。

查其舌质稍红，苔少津亏，脉细等。

实属年迈劳累，肝肾亏耗，脑髓不充，虚火沿经上扰头侧所致。治以培本固元之法。

配以象数密码260。经念十余分钟，头舒身爽，嘱其随时默念。经持念二十余日，此症即除。经追访，疗效已固。

[方义] 260

6主肾，又，肝肾同源；2主气，可益气，宣导气机。故260

补益肝肾，通达气机。肝肾得补，升降有序，诸症皆平。

［病例80］曲××，女，63岁，学院家属。

3年前扭伤右侧外踝后，遗留腿痛之疾，尤以臀部、外踝为甚。每于受寒劳累之时，即可触发。两月前又将右腿摔伤，其痛不止，步履艰难，多次求医于大小医院，吃药、打针仍不见效，日趋加深，不能自理，焦躁不宁。来求治。

查：局部不红不肿，面色黄，畏寒肢冷，脉沉细，舌质暗，苔稍腻等。

系属寒湿乘虚侵袭，阻滞经络，加之摔伤，气血更加淤阻，旧疾新伤合而为害，致痛难忍。

治以温经散寒，活血化淤为主。

象数配方为720·60·430。并配以耳压，当其默念片刻，已感轻松。等持念四十余分钟时，且可缓步行走，其痛大减。经调四次，即可料理家务。

［方义］720·60·430

7为关节，为凸，臀为凸象，此为以象取之，7又主阳土；2主气，振气而活血行气。故720温通局部，以宣泄局部郁滞，散寒祛邪。3主心，主血脉，促血行于脉道。430为震母生离子，为子泻母，泄其足踝之淤。尤其，60通肾气，鼓诸经之气，为阴阳之源，为求本而设。

故720·60·430为标本同治。

［病例81］付××，男，65岁，本院工人。

右胁痛五日而来诊，痛势由轻渐重，乃至走路、咳嗽、呼吸亦痛不可忍。

症系实属偶尔动作不利，气机受阻，滞于右胁所致。

治以疏通局部气滞为主。

令其默念430·820，持念十余分钟，始有缓解，但其效不著。故改为430·80，念之明显缓解。持念两日即愈。

［方义］430·80

4为震卦，主肝，主疏泄；3可泄其郁滞，又，胁肋为肝经所循，故430可疏泄胁肋郁滞之气。80温通，气郁阻滞，得温易散，故430·80温通局部气滞。2虽可宣导气机，然有益气之力，滞则宜疏不宜补。故430·80其效优于430·820。

［病例82］张××，女，46岁，松山区鸭子河村村民。

罹有角膜炎年余，又红又痛，眼涩难开，连及眼眶、头均有胀痛昏沉。时有犯重，坐立不宁，苦不堪言。查其舌红，苔薄黄，少津，脉弦细，时有心烦口苦。

兹乃肝肾阴亏，虚火内炽，上扰清窍所致。

治以滋水涵木，熄火明目之法。

象数配方为260·50，以滋阴清肝除烦。经默念始收疗效。以此为基础方加减调治五次，渐趋缓解。继又改方为2000，得以显效。持念几日，基本治愈。然又犯有小便涩痛不畅，频数淋沥，连及少腹痛如刀割。又改方为2000·30以清膀胱湿热，清心降火。默念一日基本得愈。又念几日。诸症悉退。

［方义］（1）260·50

6通肾滋阴。260为兑金生坎水，取2以佐助肾气；50益肝清肝。前后二元合力而奏滋水涵木，平降肝火之效。

（2）2000

2为兑卦，主肺，通调水道，主肃降，力降火邪。2000显效，亦基于前方260·50益肾清肝之故。

（3）2000·30

30益心除烦；3为离卦主心；又，心与小肠互为表里；又，2主肺，"肺为水之上源"，由于肺气肃降，使水道通调而下行膀胱。

故2000·30协力而清膀胱之热，清心降火。

［病例83］杨××，女，60岁，宁城天义镇。

患有头晕头痛两年余，常感头部似有东西往外拱。如若看书即刻不适，浑身乏力，走路失衡，不能独自外出，兼有心烦失眠，鼻塞不通，消化不良，七至八日才解大便。虽经外地、本地多次求医，然无以摆脱诸疾之苦。

查：面红，两颧尤甚。时有咽干口苦，唇干紫红，舌尖红，脉弦细等。

实属肝肾阴虚，虚火上扰，阻遏清阳所致。又，肝肾阴亏，脏腑失于滋养，而致便干，纳呆，鼻塞不通，心烦失眠等多种症疾。

治以滋阴降火之法。

由于病邪深伏，加之情志不遂，经络阻滞较甚，故试念象数密码均感不适，待余良思许久，令其默念0，并嘱其每次少念几遍即停。如此不足一周，头部始感舒适，失眠转佳，大便亦趋正常，足见经络之气已振。

故改方为60·50。经持念此方后，已不用别人陪伴，独自来诊。后又改念002，不仅头部舒适，且感下肢有力，面色转佳。待念430后，其效尤著，头部似有许多东西向下倾泻，遂之头清身爽，还能看书。仅治二十余日，诸症基本消失。

［方义］（1）60·50

一般0为强化象数密码效力，如若单独施用，往往可助经气振奋。但需辨清奇偶之性，辨证施用。60·50平补肝肾。

（2）002

2为兑卦，主肺，肺主气，司气机，主肃降。又，00偏阴，协力而生滋阴降火之效。

（3）430

4主肝，肝藏血，430为震木生离火，为子泻母，故430可活血通络；又，4为阴木，有滋阴降火之效。

［病例84］孟××，女，30岁，平庄矿务局五家矿二井工人。

1993年10月10日晚，突然咽痛难忍，左侧尤甚，其淋巴结肿大，吞咽困难，低头不利。第二日即驱车百里来诊：查其双侧扁桃体红肿，苔黄，脉滑稍数。

兹乃肺胃郁热，循经上扰，壅结咽喉所致。

治以通泄局部郁热，利咽清毒。

配以象数密码为5000·20。经默念约五分钟即感轻松。大约念有二十分钟，其症顿减，且腰痛背沉之疾亦大为缓解。回家后继续持念，第二日诸疾悉退。

［方义］5000·20

5为巽卦，为直，颈部为直，此为以象取数。加000，更强化通泻之力；2为兑卦，为肺，为咽喉，可清利局部，以清肺；又，5主胆，可和胃降逆泻火；又，5为巽卦，为风，可治强直强硬之疾；2又司气机。故5000·20不仅清利咽喉，还可疏解腰背之疾。

［病例85］王×，男，53岁，打粮沟三道井村农民。

由于左腿胀痛不适，行路困难，去某医院检查为脉管炎。其深知有截肢之险，又尚无理想疗法，正处一筹莫展、走投无路之时，经人介绍来此试治。

查：其左足背动脉几近隐伏，微弱之极，患肢尤其畏寒。

治以温经散寒，逐通脉络之法。

开始单一针挑治疗两周，不显其效。继之改用象数疗法为主，配以针刺。

象数配方为650·380，约念十分钟，患肢即感轻松。第二次改方为650·070。持念当时，即感患肢似有血液流动，足拇趾冒凉气，自感舒适。

然有一次来诊且诉："象数越念，其痛越甚。"余询问其所念象数，方知将650·070误念为6500·070。改为650·070当即缓解。如此加减治疗二十余次，即达临床治愈。

近两年的时间里，轻度犯过两次，均经四五次调治而愈。后因参加农田劳动一年，终又复发。配方为530·720；530·380等方加减调治，大为缓解。只余大、小腿后侧各有一处作胀不适，然虽经多次调方默念、挑治等均不见效，甚感棘手。

经余沉思多日，终改方为 500000·370·20，经念一周，大腿后侧得以疏解；又改为 0007000·2650，持念一周，小腿后侧亦疏解，达临床治愈。

后经多次追访未见异常。虽逾年余，尚待观察。

[方义]（1）650·380

6 为坎卦，主肾，5 为阳木，故 650 益肝肾，振肾阳；3 属火，8 主脾，380 温通脾阳。650·380 可谓温补温通先后天。

（2）650·070

7 为艮卦，为阳明胃，有偏温之性，又为左足。故 650·070 振奋肾阳，温通患肢之力。寒得温则散，故默念当时即感患肢似有血液流动、足拇趾冒凉气之象。又，误念 6500·070 引起胀痛之因为 65 后有两个 0，其性偏凉，阴邪加阴，合而为害，故痛甚。

（3）530·720

5 为巽卦，为股，可调局部；3 为离卦，主心，心主血脉可促血行于脉道。又，5 为阳木，3 属火，故 530 其性偏温，力驱阴邪，疏解局部；7 为阳明胃，为左足、左腿；2 主气，720 可温通局部，又可疏泄局部。530·380 均有温热之力，为力驱阴邪而设。

（4）500000·370·20

5 后加五个 0，温通之力更宏，加之 370 亦为温通；2 主气机，前后三元合力而奏佳效。终驱大腿后侧寒凝之邪。又，5 为股，可通局部。

（5）0007000·2650

7 之前后各加三个 0，可强通局部，又不失温热；2650 为补肾温阳。前后二元相合终祛小腿后侧阴邪。

上述诸方，其温热之力渐次增强，足见其阴寒之邪深伏凝阻，非一般之力所能驱。然不论何方，经调后需念之舒适，方可施用，否则有违阴阳动态平衡。

[病例86] 金××，女，22岁，蒙文系学生。

原患有双膝关节痛二年，近又兼患右肩疼痛，痛不安眠，上课走路多有困难。余思其近几日，天气剧变，冰雪封地，寒气彻骨。当机体正气不足，不能抵御寒邪之时，受其之邪，故而为害。

令其默念80·20以散寒通络。

经念当时即效，念之一日，肩痛即除。然双膝疼痛不收其效。改方为7000，经试念十余分钟，局部舒适，试走平稳，已除来时步履不顺。嘱其常持默念，力求全愈。后经追访，其效已固。

[方义]（1）80·20

8为坤卦，主脾，脾主肌肉，又有偏温之性，取之散寒解肌；2主气机。故80·20散寒解肌，肃降浊邪，肩痛得除。

（2）7000

7为艮卦，为山，为凸，为关节。双膝为凸，以象取之。后加三个0，以增其效。又，双膝关节受其阴邪，故取奇数0，以助阳利湿。

[病例87] 闫××，女，68岁，木家营镇鸭子河村村民。

罹有冠心病多年，终受益于象数疗法。兹此，惯以象数疗法疗疾。

有一次右肩拉伤，加之原有肩周陈疾，作痛不利。同时患有左小腿拘筋不疏，行路不顺。

余思其新伤旧疾合发，令其默念8000，以解肌散寒除湿。约念二十分钟，肩痛大减。然左侧小腿反致痛不舒。又，筋短为受寒所为，又为年老肝肾不足，筋脉失养所致。继之改方为8000·70，念约五六分钟，腿疾即缓，又持念片刻，腿、肩之恙即已消退。

[方义] 8000·70

8为坤卦，主脾，脾主肌肉，8又偏温，取之可收解肌散寒，温通之效。8后加三个0，以助其力，肩痛即除。又，8000振奋脾阳，力助升清降浊，故当阴邪驱降之时，小腿受其阴之挠，暂且痛甚。加念70后，其痛即刻缓解。又，脾主运化，生气血，以滋养肝木；肝主筋，故筋脉得养则疏。又，8为脾，主升；7主胃，主降，偏温。故8000·70可收升清降浊、散寒通络、柔筋疏脉之效，又，70直通左腿，故更效。

[病例88]王××，男，23岁，元宝山煤矿工人。

左侧坐骨神经痛年余，多处治疗均为乏效。经人介绍来此求诊。

查其面色少华，体瘦如柴，神疲，舌色苍暗，少苔，脉沉细，畏寒肢冷，痛处不移，步履艰难。

症属寒痹。

治以温肾扶正，散寒通络。

象数配方为650·00700。经默念始得缓解，同时患肢有酥酥冒凉气之感。约念三十分钟，左腿即能抬起，能于室内平稳行走。嘱其回去继续默念。然此后未再来诊。又因路遥，不碍随访。约过半年，巧遇患者，方知一次即愈。又过一年仍未复发。

[方义] 650·00700

6为坎卦，主肾；5为阳木。650温肾阳，通诸脉。7主阳明胃，为左腿，其前后各加两个0可通局部，又不伤阴。又因病人体瘦阴亏，而加偶数0，防其上炎之虞。念之舒适，方已合症。其患肢冒凉气之感，为排寒邪之象。

[病例89]秦×，女，22岁，赤峰地质三队。

患有左侧面瘫而来诊。

查其左侧眼裂扩大，眼睑不能闭合，鼻唇沟变浅，口角歪向右侧，吃饭左侧不利。

治以疏风散寒，通经活络之法。

象数配方为50·000，经念即感左侧面部似有抽动感。回去持念一日，至晚浑身多有不适。又念几日，深感益智增力，身轻舒适。又因兼有心烦，故改方为5000·40。持念几日，面瘫基本治愈。

原双眼近视，经念象数密码二十余日，双眼视力分别由原来的 0.7，0.6 增至 1.0，1.2；原来的胃疾，亦遂之而愈。

［方义］5000·40

5 为巽卦，为风，为阳木，可温经疏风，加三个 0 为奇数，其性偏温热，可利湿除寒；又，4 属肝木，可滋阴除烦。又因肝开窍于目，其经脉上连目系，故视力增强。又肝气得疏，以助和胃运化，而胃疾自除。此例配以针刺治疗。

肝胆互为表里，但其性不同。故 5 与 4 的明目效力，亦各有别，均需辨证施用。

［病例 90］高××，女，35 岁，木家营镇托儿所教师。

原患有肾下垂，经治疗基本康复。

且有一日，劳累触发左侧臀部作痛，连及左腿，故又来诊。嘱其默念 7000，以温通局部寒邪。经默念约二十分钟，其痛大减，只余一处不适。余思其原患有肾下垂，肾气已亏，故改方为 7000·80，以温补脾胃，佐助肾阳之生化。经念其痛顿失。由此足见肾阳不足，寒邪乘虚之象。

［方义］7000·80

7 为艮卦，为凸，左臀为凸象，为阳明胃，为以象取 7，温经散寒，疏通局部。后加三个 0，以助其效。80 为温脾益气。

二元相合为培补后天，即济肾阳，力驱寒邪，而收速效。

［病例 91］林×，男 25 岁，呼和外贸局职工。

患有胃疾两年余，时轻时重，尤其饮酒即易诱发。一次出差至赤峰，又因饮酒胃痛两日。虽已服药，然仍为断续隐痛。因事来此，偶遇求诊。

查其面色少华，舌质偏红。苔腻，脉虚滑，体瘦等。

乃为湿热阻遏，胃虚不化所为。

治以健脾和胃，疏肝降浊之法。

嘱其默念，70·40，当时只念四五遍，胃痛若失。继之再念，似有恶心不适。故改方为 820·40，念之舒适轻松，遂之嗅其一股浓郁的树之气味，鼻腔尤为畅通，浑身舒畅。回单位后，又过五十多日，来电告知，疗效已固。

［方义］（1）70·40

70·40虽能和胃舒肝而除胃痛，但7有偏温之性，又直指胃区，故有助湿热之弊而致恶心。

（2）820·40

8为坤卦，主脾，脾主运化；2为兑金，主肺，司气机，以助脾运；4为疏肝，共合而奏佳效。

其嗅其树气之呸，可谓调节肝气之象。

［病例92］张××，女，31岁，第二毛纺厂工人。

患有左侧坐骨神经痛两年，以腰骶为重，累及左腿外侧。虽经医治，终不得良效。犯重时，生活难以自理，深以为苦，经人介绍来此求诊。

查其舌淡，苔薄白，脉沉虚，畏寒肢冷，神疲等。

此乃寒湿之邪客于脊膂之间所为。

治以温经通络，祛寒止痛。

象数配方为7000·20，持念当时越念越好，左腿似有凉气下行，又从足趾冒出，十分舒适。当其诊治完毕，离开诊室之时，患肢已如健侧。又持念数日，以其善后。又过半年追访，其效已固。

［方义］7000·20

7为艮卦，为凸，为关节，7为以象取之，7后加三个0，可温通局部；2为肺，以司气机。7000·20温通局部，疏泄寒气而获效。

［病例90］与此例相比，均以寒邪所致。然前者寒邪更著，后者虽亦寒邪所为，且有气郁之象。故两例均用7000的同时前者加80，以助温通；后者加20，佐以理气。

［病例93］徐××，女，37岁，英语班学生。

患有妇件炎两年余，常伴有腰部酸沉，头昏，神疲，易倦，少腹冷感，断续隐痛，带下淋沥等。屡医乏效。

一日来诊，查其面色萎黄，体瘦畏寒，舌淡，苔少，脉沉细等。

系属脾肾虚寒，下元亏损，带脉失约所为。

嘱其默念6000，以温肾通脉，健脾固摄。

念之第二日，白带反见增多，其来询问，余安其忧虑之心，令其继续默念。第三日带下减少第五日诸症皆退而愈。待毕业离院之时，时逾半年，遇之追访，安然无异。

[方义] 6000

6为坎卦，主肾。6000补益肾气，温通诸经，振奋阳气。故带脉固摄，任脉通调，其症自除。又，肾阳助后天，故亦健脾固摄。

[病例94] 常××，女，14岁，元宝山区。

经作阑尾手术后，腹部常有隐痛，同时肚子渐大。去医院检查为肠粘连。然吃药、打针均不收效。只得穿宽大衣服，深有苦衷难言之感。母女二人常背其对方哭泣。后观其奶奶在此治疗大有收益，便随同来诊。

查其发育正常，腹部增大，拒按，舌色尚可，苔白腻，脉虚濡等。

此乃系属手术伤气，脾运失职，痰饮之浊羁留腹中，不得运化所为。

治以补益先天，温运脾阳，升清降浊。

象数配方为650·820，持念几日，腹部渐收，腹痛即失。念有二十余日，腹大之状即已复常。高兴不已。

[方义] 650·820

650为温补先天，以济脾阳生化；8为健脾，2为兑金主肺，司气机，故820助脾气以泻腹中痰浊之邪。

[病例95] 杨××，男，56岁，市地质队工人。

左膝关节风湿痛数年。每遇天气变化，劳累之时即可诱发。每次犯病又痛又肿，步履艰难，用药乏效。听人介绍来此求诊。

查其左膝关节肿痛，不敢触摸，走路跛行。

症属阴湿之邪乘虚侵及，阻滞络脉所为。

治以温通局部，力驱阴湿之邪，配以象数密码0007000，令其于外边行走中持念。持念约半个小时，其痛基本消失。又念三日，即以复常。此后常以默念此数三个月，全身舒适。

［方义］0007000

7为艮卦，为山，为凸，为关节，此为以象取7，7又主胃，主阳明土，膝关节又为胃经所循，故又为循经取数。前后各加三个0，以强化7之功效。

此例为阴邪所害，故取0为奇数。又，前后三个0，往往其效较速，且不燥不腻。然一般不宜常念，中病即止。此例持念此象数配方已逾三个月，且为少数，其机理有待进一步研究。

［病例96］初××，女，33岁，桥头农民。

呃逆频作，历经八个多月，屡治罔效，实感苦闷。

查其舌边齿痕，苔白腻，面色黄，脉沉虚等。每分钟嗝声数次。

症属寒邪乘虚客于中焦，阻遏脾阳，脾胃之气升降不利，胃气上逆，以致呃逆。

象数配方为20·60·50·30，以益肾纳气，宣导气机，驱寒降逆。持念片刻即感舒适，闻其呃声渐稀渐弱。约念三十分钟，呃声即止。嘱其回去继续持念数日。如此，一次即愈。

［方义］20·60·50·30

2为兑卦，主肺，肺又主气，故20可谓宣导气机；6为坎卦，主肾，肾主纳气，60补先天济后天，佐助脾运；5为巽卦，为阳木，以祛寒邪，兼疏导；3为离卦，属火，可助脾阳生化。

又，20·60·50·30为五行相生序，然生中有克，可使气机运化和顺有序而收捷效。

此属"缓则治其本"。如若再用7、8等脾胃之数，反致繁杂，其力不专，且有助火之虞。

[病例97]张××，女，39岁，市实验小学教师。

胃疾二十多年，平时不能饮食生、冷、硬等食物。一次不慎犯病，又吐又泻，来此求诊。因其习练气功多年，体质尚可，只是胃疾未除。

查其舌色淡红，苔白稍腻，脉沉缓等。

此属脾胃素寒，偶食生冷，不得运化，升降逆乱所为。

治以温中散寒，疏肝和胃之法。

嘱其默念象数配方40·70，持念当时即感胃热舒适，又念三日，胃疾即除。迄今已两年，未再复发。

［方义］40·70

40疏肝和胃。因浊气上逆之象明显，故将40置配方之首，以助舒肝效力；70温通胃腑，以助纳化之力。故40·70合力而除多年宿疾。

[病例98]程××，女，43岁，铁南农民。

患有慢性气管炎十余年，伴有头晕、气短、背沉等。时治时停，终无良策。一日来此求诊，查其体瘦面黄，舌暗苔腻，脉沉滑等。

配以象数密码20·640，以此为主方调治，渐收补肾纳气，宣肺化痰之效。遂之纳增寐安，体力转佳，少倦轻松，心绪和悦，乃至笃信象数疗法。计治八次临床治愈。

［方义］20·640

2为兑卦，主肺，肺主气；6为坎卦，主肾，肾主纳气；4主肝，主疏泄。

故20·640可奏益肾扶正、宣肺理气之效。为此20·640念之舒适，渐收佳效。

[病例99]隋××，女，44岁，松山区邮电局职工。

颈椎增生缠绵多年，终日背沉项强，活动不利，头晕头痛，腰膝酸软，易倦神疲，视物不清，鼻塞不畅等。屡医不减，苦楚不堪。

一日来此求治，查其血压偏低，舌淡苔润，手足欠温，脉虚细等。

证属脾肾气虚，生化不利，筋骨失养，正气不充所为。

治以强肾健脾，培本扶元。

象数配方为 2650·380。经念顿感轻松舒适，嘱其随时默念。以此方为主调治十余次，诸恙均解，停止治疗，以观其效，历经半年之时，询访患者，不仅疗效已固，且因平时持念象数配方，渐感视力增强，不易感冒，饮食减少，体重减轻，精力充沛等受益匪浅。

[方义] 2650·380

肾生髓主骨，6 为坎卦，主肾，故取 6 为治本之举；2 主肺，肺主气；5 为阳木，善驱阴邪，振奋阳气。2650 补肾益阳，380 善振脾阳。故 2650·380 可促脾肾生化，培本扶元，以资脏腑经络、筋骨百骸，而收佳效。

[病例100] 寇××，女，51 岁，市电教馆职工。

原患有甲状腺机能亢进症，后因服药不当，转为甲状腺机能减退之症。

其表现为反应迟缓，舌笨语迟，浑身浮肿，神疲乏力，畏寒身冷，舌稍暗，苔白腻，脉虚缓等一派脾肾虚寒、正气亏耗之象。

治以温补脾肾，助阳扶本之法。

象数配方为 650·30·820。经默念，自感轻松舒适。待持念两个月，诸症大为缓解而基本复常。

且偶有一日购一保健戒指戴上，约过二十分钟即感气短、心跳。其怀疑戒指所为，故摘掉。后来此询问，余断其戒指磁片所挠。摘掉戒指后，不再出现心跳、气短之症。

又有一次，因其右耳失聪多年，每早晨起，盘坐默念象数密码之前，意守涌泉穴十分钟。然过几日，引起浮肿，即告停止意守涌泉穴，改念 50·30·820·60 之象数配方。经念数日，浮肿渐消。

本例虽已取得效验，尚未彻底根治，有待继续观察。

[方义]（1）650·30·820

650温振肾阳；820健脾运化；3属火，又可温补脾阳，30位于第二元，不与820直接组合，以缓温补之过，有碍过虚之体不易输布。650·30·820之象数配方，念之舒适，已台合助阳扶正之法。

（2）50·30·820·60

5为巽卦，为阳木，不仅振阳，兼可疏泄；位于配方前，以助其力。30·820其意同方（1）。60位于后，其力较弱，其力不显。因6不仅助肾气，还可滋阴，在阴邪为害而致浮肿之时，位于后，以免滋阴之性反助为害。

50·30·820·60已突出利水之性，又不伤正。

此例于默念象数密码过程中，先后出现两次异常现象：其一为磁性戒指所扰，二为意守穴位所为。

在临床治疗中，此种现象屡见不鲜。为此，在以象数疗法疗疾过程中，尽可避免兼用其他疗法（针刺等传统疗法除外）。如若兼用，则需细心体察自身感觉，再做弃用之决，以免干扰象数配方，作用于机体八卦场态。

[病例101]张××，男，46岁，赤峰公安局职工。

数年来先后患有咳嗽、胸闷、盗汗等。其为体胖之躯，动则易汗、疲劳，渐之出现腰膝酸软，畏寒，阳痿等。尤其感冒，几近终年相伴。虽经多方治疗，总是此起彼伏，乃至机体无以得养。后经妻子介绍来此求诊。

观其易喘，易汗，舌质尚可，苔白腻，脉沉缓等。

乃系肾虚而致命门火衰所为，治以温肾益阳之法。

象数配方为2000·650。当时念之，无不适感。经持念一段时间，咳喘之症显收疗效，体力渐增。遂之胸闷气短、腰膝酸软、盗汗等诸疾亦得以减缓。尤其令其烦恼的阳痿、感冒等，几乎与其绝缘，使之对象数疗法笃信不疑。

其念象数配方已逾半年，深受其益，致使全家喜用象数疗法疗疾健身。

［方义］2000·650

2为兑卦，主肺，肺主气。2后三个0偏阳，其力强于一个0，故2000益肺气，主肃降、宣发；6为坎卦，主肾，肾主纳气；5为巽卦，属阳木，易振阳，故2000·650补肾益阳，温煦命门而收佳效。

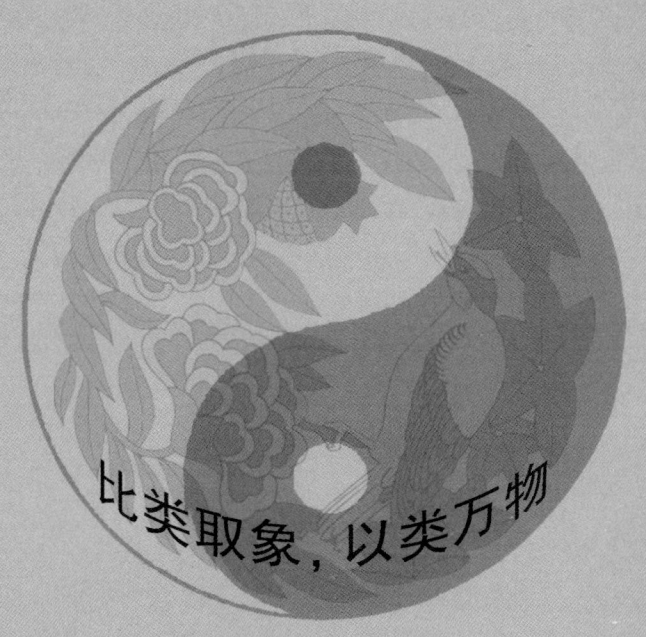

比类取象，以类万物

　　象数疗法是缘于《易经》，基于中医，效于气场的这样一个基本模式。中医是天人感应、天人合一的学问，中医是《易经》最好的体现，要以易的角度理解中医，"不知易，不足以言太医"，可知易与中医是一脉相承的。要把握易的简易、不易、变易的基本原则。

第七章　比类取象，以类万物

"比类取象，以类万物"是一个五彩缤纷的世界，让我们从生活中走出来，从百姓日用而不知的"沉睡"中醒过来，看一看"范围天地之化而不过，曲成万物而不遗"的天人合一的奥秘。换言之，从任何一个事物中均可走进"比类取象"的象数世界。

实际人们的言行均在比类之中，取象之中；只是"研易"者自然能归之于八大类象而已。即万事万物的变化均在"比类取象"中，故"比类取象，以类万物"为取之不尽，用之不竭的自然规律。

"易无思也，无为也，寂然不动，感而遂通，天下之故。"

现可从象数配方中切入：

如640·000·720方，为什么可治愈多种乳腺增生或其他之处的增生？

640水生木，使震卦之气更宏，有利于克艮之阻滞、凸起，且疏泄；

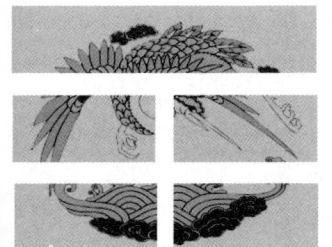

而坎6为通，有利于局部通利；坎为毒，故640可排毒浊之物；4又利于推陈出新、生机勃发；坎6又调周身；

000为通，为阳，强化象数功能；720消凸通堵，不仅消乳腺之增生，可消周身之增凸，7又为腑，泄而不藏，降浊，故720土生金、泄艮土、降胃气；又2为气，故720补气、行气、除滞。

此方可用于梗塞之患，还可用于耳聋、耳鸣（640通耳道，6为耳道，震为动、为响。疾病各取所需而趋平衡）。

又160通周身经络（1为督脉），通便（排毒浊），1为乾，为圆，治关节，也可治眼内障（乾1为实，为硬，1又为天，眼象天亮）等。

又720·6000常用于止痛止血，一般很容易想到艮为止，坎为血，故止痛止血，若再从一个视点观之，7为胃，降浊、通便，坎为通，故720·6000止痛、降浊、通便，"通则不痛"，从二便排浊毒之邪，故一般病患之痛可试用。若为肝阳上亢者可改念6000·720更切。

因6为阴数，为柔、为滋阴（象数位于前者，先起作用）。

又狂犬病配方0002000·80中，2有解毒功能，因为兑卦，主肺，肺主肃降，可理解为降污浊、降气，可清洁周身。

4为肝，也可解毒，但2兑为猫咬象，故取2更切。2兑又为秋，秋气凉爽，为清，清可解毒。

又6000·10为胎位复正方，此方为形象思维，为胎儿臀在上，头朝下的倒立位（为胎儿位腹中的倒立位），符合八卦场的运化。

又003克治青光眼、急性角膜炎等，同时亦可治其他的热性之患，故见003为寒凉，易引起胃不舒（致胃寒），若有胃虚寒者更甚。

又4为震，为动、为足、主筋；5为巽，为风、为胆、为长长的绳、棍等，故神经也可归巽类。而震的功能为动，与动象密切。

亦可从辨证施治切入：如某人发烧（离象），可嘱其不穿戴红色衣物，避开卧室正南方久坐久卧等，以免火上浇油。又如某人诉说胃不适，见其穿戴黑色、紫暗色衣物，此为坎卦，为冬，为凝滞之象，故可断其脾胃虚寒，四肢不温，寒滞不化。可配方为650·380或3720·650等。若观脾胃虚寒之人常穿戴蓝色、绿色、白色等衣物，为艮土被克（木克土）泄（艮土生金），故即使默念象数或服用药物等，将影响疗效，可令其穿戴红色或棕黄色衣物，以祛寒暖胃健脾，阳达四末。

又象数的八个数，按后天方位有温热寒凉之别，此处的温热寒凉与季节相应。若从阴阳的角度析，则各有千秋。方位与象数本身密不可分。换言之，即考虑方位，又要斟酌阴阳。

象数疗法是源于《易经》，基于中医，效于气场的这样一个基本模式。中医是天人感应、天人合一的学问，中医是《易经》最好的体现，要以易的角度理解中医，"不知易，不足以言太医"，可知易与中医是一脉相承的。要把握易的简易、不易、变易的基本原则。

又据季节的变化，冬季多用温热之数，夏季多用清凉的数，此为粗调；但又据病情的不同，可进行微调。

第一节　八卦象数疗法再现神奇（一）

女婴先天性血瘤消失

我于 1997 年 10 月 11 日凌晨 7 时在赤峰附属医院顺利产下一名可爱的女婴。

可全家人愉快的心情并没持续多久，在医生的提醒下，我们就发现在孩子的左肋下有两个鹌鹑蛋大小的小包包，呈青紫色，能清晰地看到血管。当时我们那种焦虑的心情真是无以言表。正当我们束手无策时，附院的大夫把北京来附院门诊的儿科专家请来，他认真地查看了一下，说是先天性血肿瘤，如果肿瘤不长，等孩子大一点可动手术；如果肿瘤继续长，就得看情况而定。确诊后，我们都觉得放了一点心，以后每天都注意观察它的发展。虽没有太大变化，但这始终是我们全家人的心病。

孩子二十多天的时候，我母亲把此情况向李大夫反映。李大夫配了一组象数 640·70·20，让我经常抱着孩子坚持默念。一段时间后，发现肿瘤包皮表层开始萎缩，肿瘤变小。开始不明显，后来变化的速度较快。在孩子两个月左右时，血管瘤彻底消失了，就像挖掉一般，留下两个小坑。我们做父母的都感到万分高兴，把这个好消息纷纷向亲朋好友诉说，更加钦佩李大夫的神奇医术彻底解除了我们的心理负担。

如今，我女儿已经八个多月了，她的身体一直很健康。在此我代表全家人衷心地向李大夫致谢。

母亲的自述：赤峰市张××

治疗高位截瘫有奇效

我父亲于1998年4月28日在执行任务的途中遭遇车祸，当时已昏迷不醒，经抢救脱离了危险，但自身不能动弹，大小便失禁，确诊为高位截瘫。类似这样伤病，在医学史上绝大部分是卧床一辈子。在组织上的关怀下，医生采取各种积极治疗措施，治疗了82天，身体虽有些好转，但我父亲只有整日躺在病床上度日。右手不能动弹，左手勉强可以微弱地抬离床铺一拳头高，两脚不能动，自身完全没有自主能力，全靠别人帮助过日子啊！没法子，只有积极配合医生的治疗，希望奇迹出现，早日康复，回到工作岗位。

1998年7月19日经人介绍，请李山玉大夫和李健民教授到医院给我父亲看病，当李大夫问了病况后，即给配方数0001000·260，叫我父亲念10分钟，在念数时觉得身上有一股凉凉的气流和舒服感。李大夫叫我父亲坚持念配方数，奇迹会出现的。

我父亲坚持做，念着念着就睡着了，醒来又念，护工在旁也念，到7月21日下午，左手可以抬到胸前，右手可以微动，觉得这是自己的手了，两只脚掌可以互相擦搓，感到轻松舒服，确认这配方数不错，继续坚持念。念念经络在流通，关节在吱吱地作响。

到7月28日，左手容易抬举到胸前，右手也可以费力地抬举到胸前方，扶身子起来，自己能坐3—5分钟，扶着让脚立地可以站3—4分钟。

到7月30日，两位护士扶着到卫生间洗澡，这是三个多月的大热天里第一次能到卫生间洗澡啊！既高兴又舒服，此后护工们就每天扶着父亲在房间、走廊里行走。随着脚劲的增长，扶着学上、下楼梯，一层楼、两层楼地上、下锻炼。扶起来，自己坐在床上，半小时也没问题了，恢复得很快，知道的人都为我父亲高兴！来看望我父亲的任××表示要学习《八卦象数疗法》。

8月7日晚用电话向李大夫和李教授汇报病况，目前手恢复较慢，背部好似被蝇子束缚了一样，像背了一个沉重的包袱解不开。李大夫又在电话里给配方，即在原配方的后面加40·70。念此方数后，感到全身经络都在流通，骨节在咔吱咔吱地作响，伴随着一种舒服感，身体在逐步地康复。医生也觉得没有什么药用了。给我父亲办理出院手续，回家疗养。

我父亲现在在房间可以走动，两臂可以自由摆动，只是无力，还不能拿东西，现在身体继续恢复，我相信我父亲能完全康复。

这是李大夫用"八卦象数疗法"给我父亲治疗伤病的真实写照，也是李大夫治疗伤病绝妙之处，我们全家非常感谢李大夫为祖国医学事业做出的新贡献。

广西区劳动厅　　患者自述：程××　代笔人：患者女儿
1998.10.8

孕妇胎儿扶正后顺利降生

我是长沙八卦象数疗法培训班的学员。去年，李老师离开长沙的那天晚上（1998年11月12日），我女儿临产就15天了，经湖南医学院第二附属医院妇产科检查，照了B超，说毛毛的头在上面，一腿朝上，另一腿朝下，医生讲了这种情况，胎位不可纠正了，只能是剖腹产。

我女儿已29岁，是高龄产妇，她很紧张，我们全家很是着急。此时，我正好参加八卦象数疗法的学习，那天正好是李山玉老师离开长沙乘第二天早晨3点钟的火车。我在下午9点钟左右带着我的女儿找到了老师住的招待所，把情况向老师说了，老师给了个数"6000·10"叫我女儿马上念，当时毛毛在肚子里动了几下子，回到家里一个星期以后，我女儿自感觉毛毛头已下去了，在产前又照了B超，胎位已复正了，顺利地产下一个胖小子！我们全家人无不感谢老师，感谢老师创造的"八卦象数疗法"。

在带毛毛的过程中，我运用八卦象数疗法，比如毛毛咳嗽念200·60；呃逆念200·640；拉肚子念40·70，总之大人小孩有什么不适，都用老师的象数疗法。特别在小孩身上，我抱着小孩只要念上20句左右，马上见效，真是太神奇了。

老师，您给我们带来的光明，我无法用语言表达！

湖南长沙学员　胡××的来信

治疗扭伤和止血效果令人惊奇

我叫程×，女，今年15岁，我是上海马戏学校的学生。

我因练单手倒立，我的左肩臂痛。我的业务王老师知道后便要我默念70·20·640。开始我想就这几个平凡的数字会让我的左肩不痛吗？于是我怀着一种好奇的心理开始默念。第一天见效不是很大，但两三天后我的左肩就不大痛了，后来就完全好了，直到现在也没有再痛过。

从这件事发生之后，我相信了念数疗法。作为一名杂技演员，磕磕碰碰是经常的事情，一会儿脚腕扭伤，一会儿手腕扭伤，但是只要一扭伤，我就告诉王老师。她就会给我配数，而且很见效。

有一次，我翻跟斗突然觉得肋骨处痛，王老师叫我默念4000，我立刻就默念，马上就好了。因为我的这个节目被学校推荐去参加比赛，所以暑假加班训练。

在8月份因为练功不慎，所以摔倒在地，顿时腰就非常得痛，因为比赛时间非常紧，所以不能休息，要继续练功。我到医院看过以后，医生讲是软组织损伤，还有肌肉撕裂。医生给我开的药水只用一次，主要还是王老师要我念的数才好的。那组数是00800·00100·00600，念了两三天后就好多了，一个星期以后就完全好了，现在再也没有犯过。所以我非常相信念数疗法。我的脸色也很好，我有什么地方痛，就告诉王老师，问念什么数，所以我现在有病不怕了，有这个念数的法宝。

在去年12月1日上午练功时，我和男同学二人练翻跟斗动作，因没有翻准确，我的下身像骑马一样撞在道具的扶手柄上，当时痛得我直哭，血就流下来了，我非常害怕。王老师立即叫我念7000·6000，我也立即就念。王老师和学校的医生用车送我去医院，一路上我一直默念这个数，没有再流血，也不痛了。一直到下午4点钟医生给我手术时，我听到医生惊奇地讲："怎么血被止住了？都是血块。"一个小时后，我被推出手术室，医生和王老师讲，还算好，不幸中的大幸，受伤的是阴部的左面肌肉破裂，有半个手指那样深，共缝了二十多针。王老师又叫我念2000，她讲不要让此处发炎，伤口快点长好。医生怕我第二天会发烧，但我体温一直是正常的。在医院住了10天，就出院了。在医院里我的脸色也很好，红红的脸，人家都讲我不像受过伤的人，多亏这7000·6000的数，否则我肯定会流掉很多很多的血，现在想想都很害怕，所以我非常相信这个八卦象数疗法。

王老师讲："这是叫李山玉的医生发明的。"那么我也要谢谢李山玉医生，我以后也要学习这种疗法。

患者自述　代笔人：上海学员　王××

排除体内9.5cm长的金属螺丝

我大儿子两年前因醉酒（在外）误吞了金属物，他也不知何物，又不见排出过。这次回家，我见他咳声断续，以为其燥热咳，叫他试用002。

他于8月16日左上腹痛发，到市人民医院找我大女儿（在该院产科当班），他去见医生，X光照片，显有长9.5cm，粗0.6cm，一端4cm×3.5cm环形金属物两支。

医生建议需手术，儿子不肯。通过姐姐借出X光片，即回家找我，我见后心中发惊，如不是X光片，也不知有这件事。叫他按医生的办法为好，不然引致穿孔就严重了。他怎样也不愿做手术，求我设法止痛就行了，并求试用象数疗法。

我说我才初学，书中亦没这种例子，先叫他试用结肠炎的止痛相应象数：80·260·40，一分钟后他脸色好了，并说不痛了，要去拉大便，后觉腹中平静，什么也没有。我见这样就叫他回市人民医院找姐姐叫医生用胃镜检查，结果异物不在胃及十二指肠内。医生建议钡餐检查以确位便于准备手术，儿子坚持不肯。

8月16日9点来电说痛又发作了，但移至脐下近下阴处，并念80·260·40不止痛了。因其坚持不做手术，故又叫他以00800试念。30分钟后来电话说痛少了很多，我叫他前后再加"0"（0008000），10分钟后来电话说没事了，有气流动，很舒服。我考虑了一阵，认为这情况是八卦象数在起作用，但无论如何总是不放心，故交代大女儿按人体消化系统图分析，此异物已由空肠上段移至下段，尚有三十公分左右就可能会排入大肠。如这样就改念80·160·40，以减少肛门直肠损伤。另一方面随时准备要做手术，结果于8月17日凌晨4时剧痛，其急念80·160·40痛缓，片刻拉稀。两支重叠锈在一起的螺丝条排出。事后咳嗽也没有了，也精神了，吃饭多了。

通过这事，我也有决心学研象数疗法。知这件事的护士，都争着抄写大女儿记录的象数，使医院感到震惊。

患者父亲的自述　广东番禺市学员　林××　1998.9.2

一位肺癌患者绝处逢生

我叫王××，60岁，男，住大孤山镇升礼村炮手沟屯。

1997年冬至1998年春在县医院两次化验检查确诊为肺癌。

因为我的身体很好，只是胸闷、憋气、略咳一点。子女亲属们对我既关心又担心，吃药打针不甚见效，后因药价昂贵，负债很多只好停止用药。

我屯郭××的小孩是念数治好的，只好叫我堂弟于1998年6月10日去请宋××来我家。他首先了解病情后，又给我预测一下，他说我的病不轻，但是死不了，要坚定不移地念数，只要是有一口气就会念数，就会好。思想要放下包袱，心情要愉快，要战胜病魔。

到8月5日我的病情加重了，胸闷、憋气，什么也吃不下去了，只有喝点白糖水。就是有药也吃不下去了，但我心里明白，头脑清醒，我坚定不移地念数，我拼命地念数。家人为我做了装老衣服和棺材，准备为我送葬。

40天以后我却好转了，从8月5日到9月25日整整45天我没吃东西，靠喝白糖水、靠念820·160·430战胜了病魔。

现在我的身体和以前一样健壮，我万万也没想到我能活过来。是宋××给我一个坚定的信念，我死不了，是八卦象数疗法救了我的命。在宋××第一次到我家时他是骑自行车来的，中午吃了点便饭，正好赶上下大雨，雨后他光着脚推着自行车过河回家了。现在病好了去感谢他，可是他却说这不是他的功劳，这是中国神医李山玉的功劳，只要大家相信八卦象数疗法，宣传八卦象数疗法就等于感谢我了。

患者自述　代笔人：吉林省伊通县学员　宋××

老人双目重见光明

我今年77岁了，身体还可以，平时在家帮助儿女们干点家务活。

9月份，到家附近砍点烧柴，不小心，让树枝把眼睛碰伤。当时眼出血、红肿，孩子们把我送到市医院治疗，住了一个多月医院，效果不见强，不仅左眼看不见东西，右眼也看不见东西，我整天像个瞎子。我活了70多岁，从来没有遭过这样的罪。有时我想："如果眼睛治不好，我就想办法去死，不给儿子添麻烦。"

正在犯愁时，听说蒋××能治病，大姑娘从医院把我接出，坐汽车往家走。到蒋××家的时间是下午三点多了，他让我默念数，按要求默念003。我很认真，从下午三点多钟默念到下午六点多钟。晚上吃了一点饭，又开始默念，一直默念到半夜，也不想睡觉，头脑很轻松。大概睡了两三个小时觉，天刚亮，我一睁眼，屋里的东西全看见了，我简直像做了一场梦，给我乐得不知说什么好了。告诉孩子们，全家人都很高兴，没想到几个数起这么大的作用。

患者自述　代笔人：吉林白山市学员　蒋××

治疗双脚溃烂

去年11月12日，正逢星期三厂休日，我到厂值班（我是上海金洋塑料制品有限公司门卫）。那天，女职工蔡××（36岁）也来厂加班。

在我无意间随便问起她为何多日不来上班时，她竟痛苦地哭了。她哭道："我的两只脚已烂到骨头，连上海大医院都无法治了。"她边说边撩起裤脚给我看，见两只小腿上的表皮有些红点，皮肤呈青紫色。她说："夜里胀痛难忍，若是骨癌，那叫我们母女俩……"说着又哭了。于是，我宽慰她，"不会是骨癌的，如果相信我一定用李山玉老师的八卦象数疗法帮助你。"

我当即写给她一组象数820·60·430要她默念，意在活血行气排毒。可是，当我休假回来上班问及情况时，竟无效果。她虽无埋怨的意思，但我心里总有一种羞愧和自责的感觉。那天早上八点半左右，我上楼去，跑到她工作的地方，见她正站着划片。她对我说："因为脚胀痛厉害，是我要求唐××（生产部副主任）安排这个工作的。"此时，我心中不由猛然想起，蔡××的病莫非与老烂脚相似？记得我儿时，邻居阿祥伯伯、吃素婆婆都是双脚烂到骨头的。对，是严重的皮肤病。于是我连忙叫她默念象数

"0002"仅3—5分钟,她高兴地叫起来,"有效,脚不那么胀了。"半个月后,我叫她在0002后面再加60默念,效果更佳。3个月后,患者告诉我:3年来的脚病已全愈了,皮肤也白嫩了,走路也轻快了。

患者从心里感激李山玉老师。现在她继续默念是为了保健。

上海市学员　夏××

韩国的修女东叶的奇迹轰动汉城

我是韩国气功师。

在偶然机会有幸得到了李山玉和李健民合著的《八卦象数疗法》一书。我通过对象数疗法学习研究和实践深刻悟到该学说的奥秘。

1996年8月中旬接到居住在庆尚北道大邱寺佛教女士的电话,此人姓名:东叶,年龄34岁。该女士从19岁患有肺病,后来病情严重卧床不起,在汉城领南大学附属医院诊断为肺结核末期,无法治疗而出院归家。她本人也感到治疗无望而只有坐以待毙。

该患者诊断时发现两侧肺部大面积空洞,在万般无奈时,她的亲友找到了我,给我讲述了她的病情。当时我正在集中精力学习和研究中国内蒙古赤峰市李山玉大夫和李健民先生著作中的象数学说。我就根据象数疗法中五行学说的土生金的原理,让她默念820。约三十分钟后,患者胸部有热气上升感,无其他异常感觉,大约又过六十分钟后,该患者咳出痰和血数次,此后她感到胸腔舒适。不久就入睡了。翌日她的气色有所好转,激起了求生的欲望。

患者病情好转增强了我治疗的信心。之后我又配合气功按摩以求活血运气。通过上述治疗该患者不足一个月就能行动了。3个月后再次做透视检查时发现已有钙化痕迹。病已痊愈,现在金女士过着正常的修道生活。

通过上述成功治疗的病例,在社会上产生了较大的反响。此后,应韩国佛教大学的邀请,在该校演讲过象数疗法,后来韩国国民送我绰号为"820"。我的法名叫海岩。一提到我的法名——海岩先生,在韩国国民中特别是女僧无一不晓。

通过对该女士的治疗,我深信象数学问,为进一步深造,我专程从韩国来中国拜李山玉大夫和李健民先生门下求教。

临床报告者:汉城城北区贞凌垌　李珍喜(韩国气功师)

第七章　比类取象,以类万物

第二节　八卦象数疗法再现神奇（二）

复刊致辞

广大学员企盼已久的《自然疗法研究》终于和大家见面了。

由于种种原因停刊近3年，由此引起广大学员的强烈反响：可惜、叹惜、遗憾、失落均有之；而更多者则感到与研究所失去了联系，失去了一个窗口，失去了珍贵资料，失去了辅导……故此学员寄来的实践报告珍藏至今。

实践报告贯穿其中的是"实话实说，真实可信"，而有些则是创奇迹，创辉煌，使象数疗法更趋升华。《易经》是人类最高的智慧，可弥论天地之道。伏羲八卦，是取之不尽，用之不竭的"东方魔符"。象数疗法源于《易经》，基于中医，效于气场。

10年来由于广大学员的不懈努力、拼搏、实践，深知貌似简单的象数疗法深不可测。

面对不断出现的奇迹我们应该反思：天人合一的潜能是取之不尽，用之不竭的宝库，可以随心所欲地取之、用之。

广大学员的实践报告是对象数疗法的真实的推广，是贡献。若没有学员们的辛勤耕耘、汗水、心血，就不可能有象数疗法的发展、升华。

有些学员的实践感人至深，如河南南阳市彭××，可谓实践中的楷模。她在亲人左下肢重伤之际，住院期间观察到象数疗法在亲人身上的宏效后（此患者为敏感体），竟毅然决然地出院（医方认为必动手术），单以象数疗法治疗。当时电话中我问她："你为什么胆子这么大？"彭说："我有象数疗法这一强大的后盾，我怕什么？"对她的回答我震撼了，久久不能忘怀。由于他们的诚信，勇气，产生了光辉的形象，良好的气场。

她谢绝亲友们的探视，排除干扰；当时全家合力给患者助念象数。

这就是创造奇迹的智慧，是超常的悟性。这一优良的内外环境，稳定的场效应使病人日见宏效，3个月时已上班。对当地可谓辐射效应。这不仅仅是他们受益，更是以他们的诚信、勇气、自信、智慧，谱写了生命的又一凯歌！对此高尚的心态深表敬意。所以没有学员的奉献，就没有现在象数疗法的神奇。

而有的病例虽很简单，且同样内含玄机；如上海朱×一次在电话中说，她发现大便颜色不正常时，便在胶布上写050或450，或4500贴于肝区（心区不可贴），翌日大便即变黄；其理为以上述方促进的胆汁分泌之故。此例虽为点点滴滴，却为天人合一的场效应。不论是宏观之效，还是微观之力，绝非仅是人自身之功，而是和宇宙相通，是八卦场效应。

我们读着学员的报告会有什么感应？也许你同样产生反观思维、超常思维而创造辉煌；也许你会暗下决心，为了人类的健康，亦为此一搏？

我们更不能忘记多年来披荆斩棘、坚持不懈地推广象数疗法，无私地奉献着他（她）们的心血精力，智慧、才华的学员朋友们。

他们是"圣人常无心，以百姓之心为心"的奉献者，他们已在广大学员的心目中扎根。我们不能忘记，也无法忘记他们的足迹。他们以不同的才能予以奉献着：如龙口市的耿××夫妇；上海的王××、夏××、张××；河南新乡的孙××、河南南阳的彭××；北京的梁××、王××、高××；邯郸的王×、耿××；邢台的查××，济南的杨××；南宁的李××、张家口市的路××、黑龙江的牛×等。还有很多默默奉献者，他们"隐而无名"。

总之，象数疗法的今天，象数疗法的辐射，无不浸透着他们的付出。谨此感谢你们，敬佩你们。

在今后的漫长之路，更希望广大学员朋友们积极投稿，为人类的健康而奉献，而一搏；为象数疗法源远流长而奉献，而一搏。

青岛山玉自然疗法研究所

****

北京学员　梁××的病例选　2006.4.1

治愈牛皮癣

梁×，女75岁，人大离休干部，2002年发现牛皮癣，治疗数月不见好转，痒起来白天坐卧不安，晚上难以入睡，痛苦不堪，正在无奈之际，去年6月我们在操场见面了，她述说过病情后，我决定用象数0002·650·72000试试。

由于她治病心切，念数很认真，很快便好转了，瘙痒逐渐减轻、消失，两个月左右彻底治愈，至今没有再犯。

肝主情志

郑××，男，4岁，山东临邑人，1岁时多受惊吓而得病，在老家一直按癫痫治疗，不见好转，今年春节来京探亲时，病又犯了，犯病时全身发抖，有时突然倒地。

正准备去北医三院诊治时，我到对门孩子的亲戚家串门，大人们谈到孩子的病可否用象数疗法治治，当时我一点把握都没有，说："可以试试，若不见效，赶快去医院。"

现在孩子还小，稚嫩之体，不敢用力度大的处方，决定用40试治。小孩子不能念，由大人代念，同时把写有40的胶布贴在孩子的大椎穴位。

令人惊奇的是仅念了一两天病情明显好转，由一天发病十多次减为两三次，且程度减轻，3天后加大力度，于是改方为4000，几天之内痊愈，母子二人高高兴兴回家了。

我所以用40，是因为孩子的病属情志受伤，而4对应肝脏，肝主情志、疏泄，非常对症。见效如此迅速，再次说明小孩经络敏感，易于见效；也再次说明无论自己念或他人代念，同样能取得疗效，贴穴位也是有效的。这就是象数疗法的奥妙之处。

孩子病好后，孩子的母亲和我的邻居刘某，带着礼品到我家致谢，我当然不能收受，因这功劳是属于八卦象数疗法，我不过是用这锋利之剑给病魔一刀，举手之劳而已。

****

邯郸学员　耿××的病例选

[编者按] 耿××先生为公司总经理，其工作之繁重可想而知。他步入象数疗法之前，跟随、观察邯郸象数疗法小组活动半年之多，方认定其理其效。

耿××先生学习象数疗法可谓"后来者居上"。他不时将病例寄过来（此两年余《自然疗法研究》已停刊），或在电话探讨。近两年来他的稿子较多，为学员中罕见。

耿××先生尤为突出的是"学理用灵"，不论《易经》，中医之理的学用可谓"锲而不舍"。从他的病例中不难看出"理用"结合恰切，为后天的学用模式，为阴阳之理的学用模式，故悟性高，学得快，用得灵，其效宏；即善于比类取象，以调诸疾。

对象数疗法的推广已趋前列。

现在我们以平静的心绪，一起走进他的实践……

肝开窍于目，肝受血而能视

高××，女，62岁，晨练时，高××拉住我说，这几个月眼前老有东西晃来晃去，视物不清亮，断其为飞蚊症（此为糖尿病并发症）。

我考虑病症在眼，其本在肝，肝开窍于目，肝受血而能视，与其他脏腑关系亦很密切，即配方：400·030·820·60。试念无不舒服反映。到本月18日早反馈说飞蚊减少，21日眼恢复正常。她同时告诉我她的尿糖也正常了。

方义：400·030·820·60

4震卦，属木，肝开窍于目，肝受血而能视，故以脏象理论取之，00更增加其滋阴养血之效。肝喜条达主疏泄；

3离卦，象火，主心，离为目，以象取之，3前后均加0以振奋心气，促血液在脉内运行通畅，且护心阴，以消眼障；

8坤卦，象地，主脾，脾为后天之本，气血生化之源。脾阳振奋以助益心气；

2兑卦，象泽，主肺，肺主一身之气，气行血行。820母子相生，相互补益，以降浊（坤浊）；

6坎卦，象水，主肾，肾为先天之本，阴阳之根，水火之脏，取6以振肾气，以养肝气，兼助别脏。

此方以4、6为君，3为臣，8为佐，2为使，故君臣佐使各守其位，共合而奏奇效。

高××本人飞蚊症，实由糖尿病引发，但经十几天持念下来，飞蚊症愈，更喜的是糖尿病指标恢复正常，可见调理肝脾肺肾是治疗糖尿病有效之法。

故该患在调治飞蚊症之时，糖尿病随之而得以控制，是理在其中了。

浅谈"汗为心之液"

八卦象数配方：03000·70持念7日后，20多年的3—5点（寅时）出虚汗顽症不药而愈。

2003年10月11日晚9时电话铃响，听出是我78岁高龄叔叔耿从伦打来电话，说："我最近浑身无力，气喘胸闷。"在电话里听出喘气声。

我速配方20·50·70，让他用笔记下，告知注意事项，嘱其默念。

11月17日上午打来电话说：咳喘好多了（听声音不再喘），就是二十几年出虚汗看有啥法没有，我问啥时出汗，他说早上四五点，睡醒后虚汗能湿透内衣。看了多少家中西医都治不好！

我考虑老师在教材上讲"汗为心之液"，寅时为肺经流注之时，为兑、为气，肺主皮毛。阳为阴之使，汗为阴，气为阳，此症与心气虚有关。当即配方：03000·70，以振心阳，助肺气。让其用笔记下，如无不适感，可以持念，并再三嘱咐默念的时间与疗效成正比。

11月24日打来电话笑着说虚汗不出了，我嘱其持念，以固疗效。

治疗胆总管结石

2004年5月24日，宋××，患胆结石，B超检查总管内有3个绿豆粒大小结石，向我询问哪个医院手术做得好。

她（我四弟媳）今年春天经常恶心、呕吐、腹胀，有时高烧，输液才能退烧，反复发作，重时休息一个多月，最近查出胆总管结石，想彻底治愈而询问医院。

我问清症状后，即劝她用八卦象数治疗，我用几例有效治疗胆结石、肾结石和胆总管结石后遗症的病例给她反复宣讲，她答应试一试。

我当即配方：005400·7200，她试念后无不适感，嘱其持念，三日后反馈说胆区已不疼痛，胃口也开了。

我鼓励其持念，她说把号写在手上干活看到都念。目前已9月，从念象数至今已三个多月，也没再痛过，一天班没耽误过。如果做了胆总管手术，其后果如何，难以设想！

方义：005400·7200

5 巽卦，象风，属阳木，主胆。取 5 为以象取之，因巽为直，风可吹入管内；

4 震卦，象雷，属阴木，主肝，肝主疏泄，又肝胆相表里，取 4 以象取之，木克土克其结石，同时振动胆管，使结石粉碎排出，005400 为雷风相搏之势，前后均加 00 增强其效又防其伤阴；

7 艮卦，象山，为阳土，取 7 以示其为胆管中结石，以象取之；

2 兑卦，象泽，属金。取其为艮土之子，7200 为子泻母。结石为实，实则泻之，又兑 2 属金。为手术剪刀之类，以清除结石，兼有解毒清湿热之效。

故 005400·7200 合力而获奇效。

脾开窍于口

周××，女，10岁，已酉年十一月二十三日酉时，其嘴唇四周红胀，双口角发炎，连及唇里。

我说你大便干燥，其母说是，一上火就这样，看有什么法子没有。

我即考虑脾开窍于口，其华在唇，脾失健运虚火所致。兑为口与肺气有关，肾气化失司，肝经绕唇，从肝肾脾肺整体调理，治以健脾益气，壮水制火，疏经活络。

配方 800·260·040，全方促脾生清降浊，降肺气滋肾阴，润肠通便，震肝经调气机。

2 日后反馈红肿渐退，一周后炎症悉退，大便通畅。

方义：8 坤卦，主脾，脾开窍于口，其华在唇，8 后偶数 0 阳中育阴，调畅腹部气机；

2 兑卦，主肺，兑为口以象取之；6 坎卦主肾，肾为阴阳之根，260 金水相生，壮水制火，以泄口之热邪；

4震卦，主肝，肝主疏泄，肝经绕唇，故循经取之，前后加0，助肝疏泄之力。

故 800·260·040 全方相合而获佳效。

八卦象数降血糖效果不错

许××，男，69岁，乙酉年七月十六日晨练时说：昨天老干部体验，空腹，血糖6.5，餐后血糖7.6，正常里面属好的。

他兴奋地说：以前每天吃21种药，从去年7月18日开始念400·030·820·60，到今年12月15日已停用降糖药，治心脏病的药。现在血糖基本正常，冠心病也好了，血压降至135/90左右，每天念4—5次，每次20—30分钟，最近念400·030·820·600，感觉很好。

以前，每天晨练带一大瓶水，冬夏不离，现在再也不用带水了，口不干了。

八卦象数疗法真好，感谢发明象数疗法的人。

方义：400·030·820·600

4主疏泄，400滋肝阴，调气机，疏利肝胆；

3离卦，主心，心主血脉，振奋心阳，利血脉，气行血行；

820助脾升清，促胃降浊。脾运化正常，气血精微上达于口，咽干自除，肺经振奋，气行水行，消渴方解。

6藏精主水，60振奋肾气，补益先天，肾经布于舌下，以润口腔。600增强其效，助运五行。

方义：6400·3820·600

6月初（农历5月）患者心情烦躁，内外相应，故气血生化波动，血糖升高，调方6400，意在滋水涵木，乙癸（肝肾）同源，木得水助，舒畅条达；

3820，5月火月用事，金处死地，以脾土泄其火热，以助肺金，600育肾之阴阳以养肝，阴阳得调，五脏和而血糖自降。

****

广州学员 胡××的病例选

象数疗法使我避免了换膝手术

象数疗法给我神奇的疗效，使我避免了一次皮肉之苦和经济耗资，也解除了睡眠不好的困扰。

我的老伴、女婿都是函授学员，虽然我们参加时间不长，都是受益者。特别是最近治疗我的左膝关节骨质增生收到了神奇的效果，使我兴奋不已，我全家人都为之高兴，对老师的感激之情，难以言表。

我四十多岁时发现两膝骨质增生，骨关节退化磨损，长期双膝不灵活。去年12月天气寒冷，腿部受凉，左膝关节又痛又僵硬，行走靠右腿带动左腿，发病快两月了，我很着急。

本月18日找到关节外科医学博士主任医生求医，经过照片，确诊两膝严重骨质增生、骨关节移位、软骨退化、磨损。医生说，吃药没用了，要做TKA全膝置换手术，使用进口材料，换膝后活动自如，以后不痛了。换一个膝盖3万，两个都要换。

我提出现在是左腿痛先换左腿吧，于是医生给我写了入院通知书，定在23日入院接受训练，26日手术。

回到家后，亲人反对手术，我本人患有糖尿病，还要经历一次大手术，我也犹豫了。

我想到应该请教八卦象数老师，20日下午拨通了老师电话，我说我不想做换膝手术，我要通过象数疗法和中医治好我的腿。山玉老师当即给我配方：720·050·440，放下电话已是五时十分了，即乘电梯到楼顶平台，我无声地向自己宣布：我现在开始遵照老师的配方，给自己治病！这次是我两个多月来最认真，最投入地一边走，一边念数，我老伴正在旁边给花剪枝松土，我刚念几遍，只几分钟，就听到左脚咔嚓一声响，即刻改变了我左脚僵硬的病态，走路竟然恢复了正常！我老伴也发现了，高兴地说："嗨，你走路好了呀！"

我的左腿灵活了，也不痛了，至今已有7天没有再犯病，中药也不吃了。

我的家人，我的乒乓球友也都看到了这一神奇变化。

我4次向山玉老师求配方，谢谢老师有求必应。

（注：此学员膝关节之患已二十余年，后来还能参加乒乓球等活动，此为敏感体。）

****

石家庄学员　张×的病例选　2004.2.27

治疗白内障飞蚊症速效

本人得过白内障，术后又模糊，并时有飞蚊症出现，属糖尿病合并症，为阳亢阴虚。

象数配方：0030·7260·4500。本人只要用心认真默念20分钟左右，眼中的黑点逐渐由深变浅，由浅变无，真是神速，而且视力逐渐增加，连小报上的小字不用戴花镜都可以看清楚。

方义：0030·7260·4500

3为离火、主心目、直捣病灶，3前后0滋阴护阳；

7为艮、止，为凸，为白内障，为飞蚊矇点；

2为兑金为折毁，艮土生兑金，以泄其瘀；

6为坎水，通肾气，排毒疗障阻；

7260合元补益脾肾之气，子泄母之疾，以升清降浊；

4为震为肝、为藏血，肝开窍于目、又肝肾同源，以助肝肾之气，肝润养眼目，4又为雷、动，愚意将黑矇点及浑浊震动下来；

5为胆、肝胆相照，4和5合元后用偶数0阳中偏阴，强化疏泄之功能，加速舒肝利胆之功效，除滞化瘀之功能。

老师赐秘方，伤筋动骨十天愈

本人 2003 年 8 月 29 日不慎被面包车撞倒，右胸肋、肝、肩、右膝盖、右脚摔伤，胸肋痛得连气都不敢喘。

从摔倒时就在心中默念 0007000·0004000·60，经医院 X 光检查，无骨折但右肋软组织严重挫伤，住院查血压为 189/100（以前血压不高），边输液边降压，我默念 2600·4000·7000 以降压化瘀止痛壮骨。血压降下来后，改念 820·4000·7000，以活血化瘀、壮骨消炎止痛，但还是痛，胸痛憋气不能动，连大气都不敢喘，更不敢翻身，右脚和膝青紫肿胀，痛苦之状难言。我爱人见我痛苦状（她也在学象数疗法），只好求助李老师。李山玉老师问清情况马上赐方：02000·650·4000。爱人拿方到医院，我如获至宝，马上默念，爱人也帮我代念。

8 月 31 日晚，默念一夜几乎没睡觉，念着逐渐感到疼痛减轻，从头到脚都有强烈的气流往来，时凉时热，时有针扎似地痛，暗想是在调整中。第二天一早，敢喘大气了，能翻身了，腿脚敢活动了。

躺在医院默念每天都有十个小时之多。从 9 月 1 日开始，人是一天变一个样，到了 9 月 7 日已能出外散步了。好得这么快连大夫都觉得惊奇。

方义：02000·650·4000

2 为兑，为肺、为伤、为右直至撞伤病区，前一个 0 护阴、后三个 0 助阳，肺主一身之气，主宣降，活血化瘀消炎；

6 为坎、肾为通，肾藏精主骨生髓、以濡养挫伤之肋骨和其他伤骨，故消肿化滞；

5 为巽木，主出入喘气之象。可疏导局部、除瘀生新、佐补肾阳；

故 650 合元通诸经络、消滞化瘀，温肾壮骨，生肌消肿；

4 为震、为肝、藏血，喜条达、主筋，疏筋助骨。故全身从上至下有强烈的气流暖流不断，行动自如。

****

赤峰学员　李××的病例选　2003.11.10

座椅贴象数减病痛

好友石某，家族型乙肝，伴胆结石，肝区、后背阵发剧痛。他对现代医学比较依赖，对象数疗法半信半疑，加之工作忙，一般想起来念念。

我就将他来我店时常坐的椅子上贴 16400·5000·380·72000，不知不觉发现不疼了，他也就特别愿意坐这把椅子，只要他在谁也别想坐那把椅子了。

****

新疆学员　韩××的病例选

八龄儿童自调配方治腮肿

2003年4月16日晨，天蒙蒙亮，我从梦中被叫醒："爸，壮壮（外孙，8岁）得腮腺炎了。"

我随口告诉她念 050·020·60（四川卢毅学友方）。默念约一个半小时后，略消肿，要求吃饭了。为了保证效果，我在旁边助念。直到晚上睡觉时，已基本消肿。当时，也就疏忽了一点，没有叫他继续默念巩固。

第二天早上，又见肿了，比头一天似乎还要重一点，再次重新开始念前方。念了一会儿后，"外公，给我换个号吧！"他还说："这个号不顶用了。"当时，我就写下九个配方，由我代之在旁试念，结果没有一个有效。这时，壮壮有点急了，"外公，让我自己写个号念吧！"我即把笔给他，他就马上写了三个方，还由我代之试念，当念到 050·0200·600 约一分钟后，他说，病变部位发热，舒服。

如此反复进行了几回。三个小时后，病情显著好转。我说："壮壮，你比外公能，还是再由你自己编号念吧！"他就很快写下050·200·60与050·200·06。选了方念到晚上，肿已全消，压之也不痛了。但我余悸未消，"壮壮，你再另写个号巩固巩固吧！"他又毫不犹豫地写下050·020·600，过了一会儿又自改方为0500·020·600，一念很舒服，没再复发。

一个8岁的小孩，能如此熟练而又巧妙地应用"0"，进行一系列的合理调方，不禁使我惊讶不已。我也从未教过他呀，如果是巧合，是难以置信的巧合。

壮壮从4岁开始念数，就是对象数敏感。从此，每逢跌打损伤（甚至头破血流）或感冒发烧，拉肚子，常常主动要求念数；家庭氛围的熏陶和耳濡目染，对他是有影响的。今后还能如此神似的调方吗？不得而知。

****

北京学员　报薄××的病例选　2004.3.10

三十多年的严重头疼病不药而愈

北京市朝阳区，邓××，男，58岁（自述）。

我患头疼已有三十多年了，一种是神经性头疼，发作时头发胀、发木，必须吃两片APC，因为几乎每天都要吃，每次一买就500片，明知吃药对肝肾不好，可是我不吃脑袋就难受。就这样一直到今年9月份，现在光吃这APC，三十多年来就吃了三万多片了。

第二种是在1990年开始的，头疼起来两眼球抽筋，一般人受不了（我就曾经想到过死），因为吃止痛药也不管事。

我去过很多医院，针灸、中草药、穴位注射，都没效果，后来一位老专家诊断为脑血管扩张性头疼。

今年8月份心绞痛发作，连续发作三次，第三次发作足有5分钟，左胸疼痛特别厉害，说话也接不上气。

9月份的一天早上我和薄大夫（函授学员）聊天，无意当中提到心绞痛发作这事，薄大夫跟我说，我给你二组数，你默念默念，只要你心诚就能治你这种病。如果你有慢性病也要观察一下，看有没有变化。在回家的路上边走边开始默念030·720，结果第一天过去了，10天过去了……3个月过去了。在这期间没服过任何药，心绞痛一次没有发作过，更奇怪的是三十多年的两种头疼病也消失得无影无踪！失眠也好了，原来一天也就睡两3个小时。

八卦象数疗法太神奇了，二组数就把我全部的病都治好了！

我们全家人真诚的感谢薄大夫，更要感谢象数疗法的神奇。

****

郑州学员　岳××的病例选　2006.元旦

大胆配数获奇效

2002年6月4日我从青岛自然疗法培训班学习回来的第五天，这天上午老伴正在家里择菜，他突然说："你快来，我的右眼看不见东西啦，你看看这是怎么啦！"

这时我的心慌了，因为他平时身体还好，正慌时我想到先用象数疗法来试治，不行再送医院。

一急我就给老伴说你快默念象数003，快！快！念了有十多分钟的样子，我问他怎么样，他说好点，我说你继续念，约半小时的样子，我又问他，他说能看见点光，但还是看不清，听到这句话我别提多高兴了，这时老师的教导又闪现在我的脑子里，"在进行象数组方时，要大胆要快，想到什么就说什么"。

所以我就大胆地将改为050·003，他念了不到20分钟，他说，我的眼能看到东西啦，这房子里的什么东西都看见了，完全恢复正常了，把他高兴地像个老小孩，我更激动。这次老伴的病好了后，我彻底改变了放弃学习象数疗法的念头。

****

郑州学员　张××的病例选　2004.9.22

象数使偏瘫病人恢复快，没留后遗症

2003年8月20日下午2时左右（我丈夫李某，70岁，郑州大学退休职工）。感觉右下肢无力，腿轻飘飘的不能走路了，接着右上肢也抬不起来，拿不住东西了。

赶紧叫120急救车送到河南医院。经多方面检查，诊断为脑内多处梗塞偏瘫。

我给李山玉老师要一个象数配方：820·650·4440，把这组配方写在白纸上共八行放在枕头下对应头部，我手握住他的内关穴替他助念象数：820·650·4440，点滴完后，一直念到深夜12点钟，念数9个小时，没想到这时他的右侧上下肢一会屈一会伸，语言都有好转，也能吃食品了，我高兴地对他说，象数疗法显效了，他也很高兴。

值夜班的大夫看见他双手拿着甜品大口大口地吃，惊奇地说你咋恢复得这么快……3天后就能扶着床沿走动，语言、记忆力都恢复了，自己也能默念象数。我们夫妻二人同念：820·650·4440，一天比一天好转。14天出院，一切恢复正常。

和他住同一个房间的3个偏瘫病人比他先去的，还在床上躺着，还是不能下床行走，而我们已出院了。

这个神奇的象数疗法缩短了病程，提前恢复健康。

节约了财富，没有留下后遗症，众多人称赞。

****

江苏学员　张×的病例选　2004.9.21

万物均有八卦场——记在植物上的实验

用象数治好我的病以后，我就想，既然八卦象数疗法根据八卦而来，是不是在植物上也该有效呢？

首先我就拿震卦来做实验，根据震卦有生发、壮大的意思，我就在我家院子靠西墙边我爱人栽的一棵水仙花枝上做实验。

靠墙边的一枝细短，外边的一枝粗长，我用胶布画了一个震卦，贴在墙边的小枝上，1天、2天、3天，我看没有什么变化，也就没有再去经营它了，谁知在二十天左右的时候，我突然看到墙边的那一枝粗细和外边的一枝差不多，但高度却远远地超过了外边的一枝。

为了验证它的真实性，我又在无花果枝上做实验：在我家院子的西南边有一棵无花果树，在一棵母枝上有两根分杈的子枝，靠近墙边的一枝又细又短，靠外边的一枝比它粗长，我又在细短的那一枝上贴上震卦，在二十天左右去看，细短的那枝又粗又长，显得生机勃勃！（编者注：易学理论为万物均有八卦场，上述实验证明其场效应与人体同理。）

****

邯郸学员　任××的病例选　2005.8.31

治牙显奇效

2004年6月25日吃午饭时，发现爱人的左门牙有三分之一已经变黑，正欲去找医生时，突然想到如果去找医生就得烧断神经或者拔掉，何不用象数疗法试一试，于是将其正在持念的减肥方010·820后边加念60，兼治牙疾。

念至7月5日中午，爱人自感左门牙变厚，照镜子看时，发现该牙不但已变白如常，且牙根处几十年的凹坑已长平，好像新补了一块牙料一般，接茬处看得似是新补的稍突痕迹。

全家人看后都兴奋极了！真是难以想象的奇迹！同时因被腐蚀开始剥脱且松动的症状也大见好转，又因服中药而致的满口黄牙渐变白。

［方义］010·820·60

1 为乾卦，属金。010 通督脉，调诸经；

8 为坤卦，为脾属土，主运化；

2 为兑卦，属金主气，色白；

6 为坎卦，为肾，属水。肾主骨，齿为骨之余，固牙；

010·820 后加念 60 为金生肾水，加强肾功能，强化其主骨治牙力度获奇效。

****

张家口学员　路××的病例选

糖尿病烂足治好了

市教委退休主任白××，患糖尿病多年，双脚面溃烂，久治不愈，后又得脑梗，给其配方 0001000·0008000，默念十多天，能用右手自己吃饭了，双脚溃烂部位也由脓变成血了，又过了一个月，双脚全好了。

人们都说，糖尿病烂足是要锯脚的，象数保全了他的双足。

为霍×× 治好了三种顽症。

小霍是二轻医院的总护士长，现已退休。

2004 年冬，我们做早操时得知她患坐骨神经痛两年，腿疼的不能蹲也不能多站，我给其配方：1000·60，她心诚，一边回家一边念，两天后腿不疼了。

她上学时打完篮球用冷水洗脚，就得了泌尿系感染。虽经常用药治疗，但一直不好，给其配方 0002000·030·050，念了一段，困扰了她四十多年的泌尿系感染痊愈了。

近年来，她又患了高血脂，整日头昏昏的，吃了降脂药也降不下来，又给其配方400·8260·650，念了一段头不晕了，体重减轻。去医院验血，血脂血糖全正常。念了三组数，几十年顽疾全好了，她说太感谢老师了。

****

福建霞浦县学员　侯××的病例选　2006.3.10

五年亲身验证——象数治疗便血

便血也许算不上什么大病，可是它却整整伴你一生。

记得我十六岁那年，第一次拉下血便，又惊又怕，去医院折腾了好几天。随着岁月的流逝，一次又一次的血便拜访我，也记不清从什么时候起，我要花上近一个星期，甚至十天的时间才能将它打发走。渐渐地我习以为常了，我再也不"看医生"，大便硬得真拉不出来时，吃点蜂蜜，肛门疼得难受时，用点高锰酸钾洗洗，几十年了，我就这样一次又一次地对付过来。

一九九八年，我有缘参加了李老师在龙口举办的八卦象数函授班，书中的101个病例，让我耳目一新，虽然这样，我还是半信半疑，决心亲自实践，再下定论。

我身上没什么大恙，唯一这便血伴了我几十年，我决心用象数疗法来对付它。于是等呀等，等待着便血这不速之客再次光临。

下面是我几年来用象数治疗便血的真实记录。

1999年9月30日早晨大便见血，肛门不痛，血鲜红，轻微便秘。配方：080·100。

第一天默念仍便血，第二天血量减少，第三天只剩草纸上有血迹，第四天痊愈。我是属于非敏感型，默念象数时没什么反应，见效慢，但四天能治好便血已是很快了。

2000年1月8日早又见便血，默念080·100。

第三天大便已正常，这次治愈又比上次快。

2001年3月1日，已一年多了没有便血又有了，由于伴有腰酸，后又加650配方：080·100·650，3日早大便已正常。

2001年3月31日早大便见血，并有咽痛，故配方：200·080·100，经默念第二天大便正常。

2002年9月11日又见血了，抓紧时间默念，仅半天即愈。

2003年5月19日又见血了，这次由于在厂里加班，没空念，我也顺便想试一下不念象数如何？结果连续三天便血，21日夜我赶紧躺在床上专心默念直到睡着。晨起大便已正常。

以上六则日记，是我这几年来治疗便血的实践记录，也许有学友要问，为什么便血不能根治呢？在这里我向大家坦言，因我工作性质的原因，每次都是临阵磨枪，没能坚持默念，而每次默念的时间又很短，只这一点，我已领教了象数疗法的威力，并深深依服于象数疗法。

****

常州学员　朱××的病例选　2005.11

左心室肥大不药而愈

我年龄已七十有二，身患冠心病已10年之久，年年发病，苦不堪言。特别近几年，医院体检告知因冠心病造成左心室肥大，这加重了我的思想负担。

2000年5月和2002年5月的两次体检X报告，均不约而同地给我作出"左心室肥大"的结论。特别是听到某些西医说："已经扩大了的心脏只会扩大而不可能缩小了"，使我及家人惴惴不安。好友唐××向我推荐八卦象数疗法，经过认真学习，选用640·30·80这一组象数，经默念四个月，冠心病没再犯，心胸、大脑、颈椎等部位十分舒服。这一年多来已解除了冠心病对我的肆虐，从内心十分感谢老师给予我的恩泽以后，我的注意力就集中在左心室能否收缩上面。

我认定了这样一个理：山玉老师创立的象数疗法既然已经治好了我的冠心病，也一定能使已扩大的左心室收缩完好！我就是抱着这样一个坚定不移的信念，认真对待每一句的默念。

我盼望已久的结果终于来到了，前天，收到了 2004 年 5 月 14 日由常州市第一人民医院体检报告。在 X 透视检查报告单上称"心影大小形状正常……"而以往两次透视检查报告单上都肯定了我的"左心室肥大"，这个喜讯使我高兴极了，我的心在沸腾，在跳动，我立即告知好友唐××同志，也应该让他来分享这丰收的喜悦。

顺便提一下，我的丰收果实，不但是以上这些，还有在 2002 年体检 B 超中，医生发现左肾有结石，约 0.5 m m 大小，而在 2004 年体检 B 超时却只有肾结沙，肾结石不见了，颈椎增生亦愈。

（附：2000 年、2002 年、2004 年，3 年检 X 线全胸拍片检查报告单印件各一份，请阅，原底片现留在我处。）

我目前心胸舒通，神志清爽，消化排泄顺畅，头不再疼痛，只是血压还偏高一点。

我由衷地赞叹八卦象数疗法。

****

山东昌邑围子学员　孙××的病例选　2004.7.13

我命在我，不在天

[编者按]孙××淡淡的来自原味的报告，令人感到深信不疑（他本人及父于 2005 年 9 月 19 日参加青岛研讨会亲自讲述过治疗情况），他及家人的举措与彭爱莲的实践有一共同点：创造优良的内外环境，保证象数疗法的场效应不受干扰。其中尤为重要的是"立心"，即"我命在我，不在天"，生命掌握在我自己手中。从此坚定信心，以象数疗法治疗疾病，和宇宙沟通，终获佳效。

相信自己，把握自己是《易经》天人合一的思想。即"自助则天助，自助则人助"。只有相信自己，把握自己才能产生高大的光辉形象（增阳涤阴）而战胜疾病。

我是山东省昌邑市的一名教师，男，45岁。

在2005年7月初突然右肋疼痛，如岔气，且逐渐加重，7月8日下午到昌邑市人民医院做透视、CT胸部平扫，CT初诊：1.右肺占位，考虑肺钙，建议进一步检查。2.右肺局部肺气肿。

病情相当严重。回家后于7月8日先开始打抗生素，10天抗生素打完疼痛逐渐减轻，7月18日到潍坊市人民医院透视。显示：右肺中叶外侧胸壁可见一类圆形肿物……也就是说，打抗生素对肿瘤没起治疗作用，只是消除了胸部的炎症。

在此期间，所有的亲人都非常不安，都劝我去医院做手术，而且要求尽快。

实事上是我父亲坚决反对做手术，他参加过"八卦象数疗法培训班"，并曾用李山玉老师的6000·10配方，使我侄媳妇的胎位由不正念一周后转为正常（医院采用过各种方法，均失败），顺产一女婴，母子平安，避免了手术。

这对我的震动很大，也坚定了不做手术的决心。"我命在我，不在天"，生命掌握在自己的手中。

我打抗生素期间，父亲给我配方820让我默念，2天后的一晚上，我先后8次排小便，每次的量很大，念象数就全身出汗。晚上又小便6次。我去问医生是不是药物的作用？医生讲所有的药均没此作用。

父亲听后非常高兴，告诉我说是象数的作用。我信心大增，并让父亲把所有的函授资料送来，开始认真学起来，越学越有信心，知道是820在治疗我腔部积水中起了关键性的作用。

7月18日的透视知肿瘤仍在，我和我的父亲及家人就作了一个非常大胆的决定，不再打针吃药，也不住院，一定要用李山玉老师的八卦象数疗法治我的病。停止工作，封锁我生病的消息，包括我工作单位及所有的人，以防他们得到消息来看我，给我注入不良信息。

7月18日正好是星期一，父亲立刻给远在青岛的李老师打电话，告知我的病情及用象数820治疗的效果，李老师立刻赐方0002000·64000，我如获至宝，立刻默念，为了强化场能，先后用家人集体集中念，一人领念，其他人默念；并用复读机录音后用复读机领念；白天我自己念，累了就用复读机领念，或将老师的赐方在复印纸上代写，连写好多张放在铺上，晚上睡觉开着复读机，醒来得到的第一个信息，还是八卦象数0002000·64000，这样全天24小时都在这八卦场中。起初没有什么感觉，约一周后右脚发热，左脚也发热，精力有所恢复，能吃、能睡，效果逐渐呈现。

3周后不仅双脚有热感，而且发觉后背也有热感。将此情况告之李山玉老师，李老师很坚决地告诉："那就继续念！"在李老师的鼓励下，拼命地念象数，不仅有质量，而且保证了数量。

我的家人见我能吃，能睡且精神好，非常高兴。但始终不放心，非要我再去检查一下看看效果如何，于2005年8月10日到潍坊市人民医院做了第二次CT，原来显示2cm×2.2cm的椭圆形，缩小为1cm×1.4cm×2.9cm效果显著。

在此我非常感谢李老师创编的八卦象数疗法，并坚定唯有八卦象数能治好我的病，我衷心感谢李山玉老师。

7月18日至8月10日，不打针，不吃药，没住过一天院，仅用八卦象数0002000·64000，就能使我的不治之症大有好转，我此时非常坚信，毫不怀疑！象数的作用非常神奇！象数使我重生！

我每天念象数的在8—10个小时左右，现在8月20日左右，我念象数后，有呃逆现象，李老师再次赐方02000·640·050让我持念，默念后效果更显，我父亲和我一心想见李老师一面，好当面致谢，为了掌握第一资料，于 2005 年 9 月 15 日又去潍坊市人民医院做了第三次 CT，这次 CT 显示：右肺中叶近胸膜处可见索条状高密度底形，较原（2005 年 8 月 10 日）片大有好转。

带着这么一个好的信息，我与父亲在 9 月 18 日到青岛面见了李山玉老师和李健民老师，当面致谢！并参加了李老师在青岛举办的面授班，聆听了老师的教诲，亲身感受到老师创编的八卦象数的八卦场，在八卦场中洗涤了我的病灶，使我的病得到洗涤！为此我本人及全家向李山玉老师鞠躬，谢谢了！

至今我仍然持念李老师的赐方 02000・640・050，使我身心健康，精力旺盛。

****

邯郸学员　王 × 的病例选

治愈失眠脱发

我的好友左大夫，女，54 岁，科主任，区人大代表，多年超负荷劳作，长期失眠，头顶脱发。

赠方：260・430・800 为白天念，又赠 600・800 晚上念。

疗效：念 600・800 当晚得安睡一夜，白天抽零碎时间念 260・430・800，从得方每天持念，再不失眠，几个月不再脱发，头顶部头发逐渐长密。

方义：260——此友肾虚腰常疼，故设 260 养肾壮骨生发，养肝血。

430——调肝血养心神，神安则眠。

800——健脾安神，养后天正气，促气血生化济心安神，坤为静，为闭目，为暗，为睡眠。

第二方方义：晚上念，最好躺念。

600——坎为夜，人体生物钟，夜来临应睡觉了。补肾养先天之本。

800——坤为静，为闭目，为暗，为安睡，坤为脾，健脾，养后天元气。

疗效：这是从先后天之本入手整体调理，全身健，睡眠必好。

治疗胎位不正及脐带缠颈

2002年，我女儿的女友，怀孕后做产前检查，发现胎儿横位且挤带缠颈，这种情况是妇产科的大难题，纠正不力就会造成难产或胎儿窒息，十分危险，使全家十分焦急。我女儿听我说过山玉老师校正胎位的神奇事例。告诉她向我详细讲讲诊断情况，我辨证后是严重肾虚，羊水不足，致使胎儿游动不开。横位搁浅和脐带绕脖子，立即赠方为 26000·050·10，嘱其每天默念不已，直至复正为止。

方义：26000——强力补肾向子宫施放充足的羊水，给胎儿创造一个深水环境，可自由游动和伸展，可达自然定位规律。

050——5为木，为直，为颈，前后加奇数0，保胎儿颈部健康，避免脐带绕颈伤害。5为细长，为直，为风，为入，为鼓。意使脐带鼓起来，伸直，不打弯，解开缠颈之状，使胎儿呼吸恢复正常。免窒息之危。

10——为乾，为头，放在配方最后一个单元后，为下，为头朝下，为正，为健，使胎儿位正，体健，顺产。

疗效：孕妇深知横胎和缠颈是生命攸关大症，故认真全天持念一周，曾觉胎儿有过微动，无其他大感觉，又复查，胎位已正，已无脐带缠颈之象。后足月生下一女婴，健康聪明，刚会走路就会开VCD，喜欢听音乐。

2003年春打防疫针吓着了，夜间哭闹，赠方 20·60·800，念一晚上，当夜未哭闹，以后再未哭闹。

方义：20——小儿打针最易吓着，魄散，健肺藏魄。

60——小儿肾常不足，肾主恐，肾健恐除。

800——坤主脾，坤主静，为闭目，为安睡。

****

北京海淀区学员　张 × 的病例选

治疗双膝关节退行性病变

我本人是西医，在部队行医几十年，为患者看病总是离不开药、针……疗效也一般，尤其是自己年龄大了（75岁），病也多，每天吃药也没有减少多少病痛。

今年初我看到了《中国八卦象数疗法讲义》一书后，一口气读了三四遍，对照书中的理论首先解决了腿痛的毛病。

我双腿痛已有八九年了，中、西医的治疗方法全用过了，但病没有好多少，左踝关节肿痛，双膝关节肿痛，右膝比较重，不能蹲，走路一拐一拐地。两种病的诊断均为关节退行性改变，医院认为不可逆了。

在这种情况下，我按照老师书中理论对号入座，自己先配方治疗左踝关节，念 640 数。

我想：6 主肾、主骨；4 主肝、主筋，也不知 0 起什么作用，就加至后面，于是形成了 640 方，我就一天到晚念，走路干活都念，这样十几天过去了，踝关节痛大为减轻，走路拐的也轻多了，我想真管用了，我和家人都别提有多高兴了。

我又按书中配方治疗膝关节，配方 010·80，两种配方不同时间不停地念，从今年元月到 2 月底我的双膝疼痛大为减轻，走路也正常了！

真是想象不到的奇迹出现了。

我决心要见老师。今年 5 月到青岛参加培训班，使我对象数疗法有了新的更深的了解，但要运用自如还须深入学习、理解，要多应用。

从今年接触象数疗法后，我身体多种病痛都有很大好转。

我用书中经验方为家人、邻居、朋友治疗小毛病。如：失眠和入睡困难就念 430·20，七八个人都说念了就能睡。

我有一个朋友子宫下垂厉害，每天戴着子宫托很难受，我给她按书中配方 380·20 念了两个多月（我上学习班前给的象数配方），现在她基本上不用戴子宫托了，她非常感谢老师，并说象数配方真是很神奇，我也想象不到她会有如此快的效果，真让人高兴，不可思议。

****

北京学员　黄××的病例选　2007.6.17

治疗胰头癌的神奇疗效

2004 年春天，我从北京回到老家黑龙江。

端午节前感到身体不适，食欲不振，继而腹泻，尿黄，到医院做了 B 超检查，结果一切正常，吃点脾胃不和的药，气功师又给调理了一个疗程，病情好转。

9 月初，腹泻再次出现，一天 6—7 次，到北京西苑医院就诊，专家开的汤药和西药服了一周，没想到腹泻没好，尿也黄了，而且有些红，浑浊，皮肤也黄了，就连白眼仁也黄了，全身瘙痒，特别是腹部，正赶上"十一"放大假，只好到就近社区医院就诊，输了七天液，起色不大，这引起了我的主治大夫的重视，他让我去大医院检查，10 月 8 日我去北京三院做了 B 超、CT 检查，确诊是胰头癌。

接着做了手术前的化验，因床位紧张，给开了等床入院单。9 日在家人的陪同下，我来到青岛老师家里，老师给了我三组数：720·650·450；5440·80·260；260·5440·72000。

开始我念第一组，不适，改念第三组数，仅十多天，大便正常，尿的颜色也变过来了，皮肤也不痒了。

11 月我到三亚疗养，每天到海边散步，边散步边默念象数，每天念数五个小时左右，不到一个月时间，全身褪了一层皮，真是不死也扒了一层皮呀。到三亚二十天左右，女儿去电话说，医院有床位了，让我回北京住院手术，我就是不回去，我坚持用象数疗法治疗。

2005年3月15日我去北京三院做彩超复查，结果一切部位都正常，没病！与年前彩超复查报告单对照，大夫也感到奇怪，没手术，占位哪去了？！在检查出病之后，我没吃一片药，没输一滴液，全靠念象数。回家时路过社区医院，见了一直关心我的老大夫，他听了我的介绍，看了报告单，连连说了几遍"不可思议"，他说："如果你不是我治过的患者，说什么我也不会相信！"

八卦象数疗法确实神奇，它不仅治好了我的胰头占位性病变，还治好了我双脚三个脚趾的灰指甲。

分析一下老师给我的数，其中有5440，4代表了肝，肝开窍于目，其华在爪，所以我的灰指甲也就治好了。

是八卦象数把我从死亡线上拽了回来。真是千言万语难以表达我对老师的感激之情啊。易医文化，自古有之，用数治病，前无古人。

[编后语]用象数疗法治愈诸多疑难杂症的过程中，还有一个令人深思的问题：即如何保证象数疗法的场效应。即如何维护象数疗法的场效应全靠患者的领悟。因为只有本人深思其理，方可最大限度地激发体内外八卦场效应。这如同相信不相信自己是一个道理，这是一个人生的智慧，是传统文化天人合一的精华——自助则天助。

请诸位深思。黄××先生即领悟了其理，战胜了病魔，创造了辉煌。

****

广州佛山学员　郭××的病例选

八卦象数疗法助我战癌症闯难关

[编者按]这是一个刻骨铭心的报告；这是一个从死亡线上

走出来的报告；这是一个以生命体验象数疗法的报告；这是一个深悟自然之道的报告；这是一个展望生命曙光的报告；回归自然的报告；居高临下的报告；天人合一的报告——人法地，地法天，天道法，道法自然。

不生病，没有深刻的感受。

2003年4月21日我因患乳腺癌住进了医院，4月25日手术。术前的一天，一个医生代表医院要我签字，我当时心里五味俱全，说不出的难受，被迫签了字。

当天，晴空万里间突然乌云密布，雷雨交加，这意味着什么？第二天一早打了针被推进手术室后就什么都不知道了。由于麻药用的过量，术后几个小时才醒过来，醒来后发现全身缠满了纱布，疼痛难忍，不能动弹，由于疼痛我连病房很少走出，术后的15天里，医生没给我看过一次伤口。

后来说该出院拆线了，医生才看伤口说：不能拆线，伤口发臭，发炎了，一拆线就会爆裂开。

从那时起，医生才开始每天给我洗伤口换药，用红外线灯照，医生还告诉说：另一个阿姨因身体胖伤口发炎很难好。我百感交集，从那时起，我原本只一心听医生安排治疗，既来之，则安之的想法开始动摇了。我开始时不时的用象数和气功的方法自疗止痛了。我用气功治病方法和象数疗法很快使发臭，发炎的伤口好了。

我于2003年5月19日出院。出院时情况中写到：术后病理示（左乳）浸润性导管癌，胸大肌外侧组，锁骨下组，中央组已见转移，转肿瘤医院继续治疗。

5月30日转到肿瘤医院继续治疗。主要是化疗，放疗。

在肿瘤医院治疗的几个月时间里，经常可以听到亲人离去的哭泣声，难听的呕吐声，难闻的浓药味，看到那长期打针，吃药过度已变形缩水的身躯，那不是尼姑、和尚的（脱发）光头到处是，那每张床前从早上九点到下午，晚上的输液针——目不忍睹。

在这里的日子实在难熬，还有一次化疗没有做，我坚决要求出院，医生没法只好同意我出院了。

医生、护士对我很好，她们很可爱。但登峰造极的现代主流医学，各种检查仪器应有尽有，可人们要的治疗效果却那么不尽人意。

同病房的阿娇治疗费花去整整15万元后出院，一个月左右又回到医院，回医院的第三天，不到35岁的阿娇丢下上初二的孩子和老公走了；

我认识的一个患者，她的孩子还不到一岁的年青靓妹就这样走了；

还没有结婚的阿平也走了，病友在治癌三把斧之后一个一个地走了……

可想而知手术切除的后患会是什么！想当初手术后的我痛啊，好痛啊！我永远忘不了疼痛使我不能动弹的凄惨样子。

难道人类在真正的疾病面前就那么的无能，无为吗？

我比那些走了的病友都幸运，我还健康，潇洒地活在人间。

许多认识我的人都说：我不像生过病的人，更不像得过癌症，被三把利斧砍过的人。

是医院搞错了吧！回想生病住院那疼痛，难煎熬的日子，闯过鬼门关，一路走过来，唯有与众患者不同的是：我学过象数疗法，在治病的整个过程中，我有时自己配方自疗。

病友告诉我：化疗伤肝伤肾，于是我在每次化疗点滴的七八个小时中，我长时间默念护肝护肾的象数配方6665550·44430·777820·160。心想，只要五脏六腑阴阳平衡，不出问题就行。

每次化疗后，我的精神很好，胃口也好，不像其她患者化疗后呕吐、恶心、无精神、不思饮食等强烈的反映。

化疗严重杀伤白细胞，每次化疗前后都要验血检查。惊奇的是有一次化疗，我的白细胞从化疗前的4000多变到了化疗后的

8000多,化疗后白细胞不仅没降反而升高了,人们都觉得不可思议。

当同一空调房的患者罗××感冒高烧,肺感染咳嗽不止时,我就念振卫气抗病毒感染的象数配方0002000·6665550·44430·7820;同病房另一位患者被感染,我却安然无恙;当我解不出大便时,就默念160到解出大便为止。当我大便像水样时,我就默念650·3820,不到20分钟就好了。

2004年5月,我出院刚半年,左手臂肿大疼痛,手臂不能抬起,而术前的疼痛也没好转。

老公又要我去医院,我不去。因为我已经被三把斧砍过了,在医院里住院时,我目睹了专家会诊的重病患者照样医治无效。经过巨痛和生病当初一个星期恐惧后的我早已什么都不怕了,无所谓了。

医院是再不能去了。除了吃抗癌药(后改昔芬)外,我拒绝了一切其他药物治疗,又开始自配象数治疗,也用了气功的方法治疗。心想不管结果如何,不能因吃药而拖累家人和社会。即便病治好了,人的元气、免疫能力、抗病功能都很虚弱,残胜如败啊!与其用昂贵的治疗费,又得不到疗效保障的惯用的主流方法治疗,还不如不花钱去实践崭新的自然疗法,自然疗法起码没有药的毒副作用。

我决心用自己这条命去实践新的治疗方法。

活就要活得有意义,有价值。自己有文化,不要让自己的文化知识浪费了。我要让癌魔投降,用健康告诉人们:癌症是可以治愈的。一切疾病都是可以治愈的。

终于在2004年的10月,左手臂不怎么肿了,也不怎么痛了。

后来又出现了咳嗽,老公又要我去医院,我还是不去。但仍在服抗癌药昔芬,咳嗽慢慢好了。

到2005年9月单位体检时发现转氨酶很高,是正常值41的近4倍。医生说,如果化疗,都不敢给你化疗了。

我从医生的话感到问题的严重。医生给我停了抗癌药——昔芬，开了一些护肝药。

这时的我更横了心，护肝药，什么药都不吃了，全停了。我要让打针、吃药治病成为历史！我开始了完全彻底的用不打针、不吃药的中国八卦象数自然疗法治疗康复自己，面对疾病的挑战，我把全部的精力（除买菜，做饭）都投入到认真学习、实践、运用、认识八卦象数疗法上。

如果这种疗法也治不了自己的病，那就只好认命吧，我无怨无悔，毕竟我搏了。

没有想到的是，12月24日去医院检查，其他指标正常外，谷草转氨酶降为77·98，谷丙转氨酶降为65·52。

不打针、不吃药、不花钱的八卦象数疗法的显著疗效点燃了我新生的希望。

从2005年10月起我将所有药停掉，认真学习实践象数疗法，哪里不适就配方治哪里，过去所有的不适一个个逐渐消失在无形之中，我感到元气在不断地恢复，精力充沛。

我非常庆幸在手术、放疗、化疗、吃药、打针无效后，果断地选择了象数疗法（易医疗法），自疗、自救、康复，我从内心非常感激创立象数疗法的山玉老师，我下定决心不管遇到多大的困难也要认真学习、实践、掌握象数疗法自救。不管结果如何，起码不拖累他人。

我要以健康的体魄告诉人们：中国八卦象数自然疗法是人类健康长寿的希望，八卦象数自然疗法是一切病魔的克星。

朋友们，我深信，只要你不保守，认真学习，实践八卦象数疗法，也会得出与我相同的结论。

＊＊＊＊＊＊＊＊＊＊＊＊＊＊＊＊＊＊＊＊＊＊＊＊＊＊＊

南阳市学员　彭××的病例选　2007.12

［编者按］这是一篇姗姗来迟的报告，在06年的《自然疗法

研究》的复刊致辞中已"点播"过概貌。彭××女士今将拨冗而撰文的至诚报告奉献给大家。从她简练精湛的文字中,从她临危不乱的心境中,不难看出她超人的智慧、勇气、决断。

彭××的老公左腿重伤后,自然亦住进了医院;可她目睹了象数疗法在他老公身上产生奇效后(其老公为敏感体),便毅然决然地出院,决定纯以象数疗法治疗。

她发现亲朋的探访产生干扰场后,便谢绝所有探访者。在自疗中除有关部位贴敷象数配方外,患者本人加强默念,家人为其助念,如此构成了极佳的内外环境;其效果日日新,将近三个月时他已能骑自行车上班了(过后也常调方持念)。方圆百姓耳闻目睹,无不称奇。在治疗期间没用药物、理疗等,纯以象数疗法收效,这是宇宙八卦场的恩赐。由此引起我们的深思:在用象数疗法治疗中,至诚心态可沟通宇宙八卦场,可产生超常的效应、智慧,得到天助人助。

彭××女士天人合一的思维不仅用象数疗法治疗病患,还将象数疗法用于日常事物中。她肩负着领导职务十分繁忙,她的象数疗法函授学习,只能从讲义、资料中点滴汲取,而这一"点滴"又成为她的全息思维。故产生了"不出户,知天下;不窥牖,见天道"的非凡智慧。

2003年初,一个偶然的机会使我和象数疗法奇遇,有幸参加了当年举办的培训班,成为您的一名学员。

几年来,我努力学习"象数疗法",实践中出现了许多令人难以置信的奇迹。

首先,我患了多年的糖尿病、高血压、子宫肌瘤、腿疾等等都不药而愈了,更不可思议的是:三年来,我不吃药,不吃任何补品,但精力充沛,身体轻健,感觉到生活和工作充满了阳光和智慧。如今,"象数疗法"在我的家人、亲朋好友的生活、学习和工作中已经无处不有、无所不用、无时不在了，成了我们的名医良药。

在实践中运用"象数疗法"出现的奇效，早该向老师做书面的汇报，但我总以工作繁忙为借口而迟迟未能提笔，实感对不起老师您，还望老师您多多谅解。现将自己学习实践的几个例子汇报如下，请多多指教。

左腿胫骨粉碎性断裂复位的神奇疗效

2005年4月23日中午2点左右，我老公在骑摩托车外出活动时，因摩托车链条脱掉又值上坡而突然摔倒，整个车身砸在左腿膝关节处（摩托车重140多公斤），同行的同事急忙赶过来帮忙，搬开摩托车才使压在下面的左腿抽出来。但他膝盖以下呈摆动晃荡状，已站立不起来了。很快就开始疼痛并感到小腿开始肿胀。那是一个前不着村后不着店的山间小路，得到救助至少要1—2个小时。这时我老公想起了我常说的"象数"70·40是止疼的，于是就一边念着70·40，一边给我打电话，我接到电话后，让他改念7770·4440，因为我当时还不清楚他的具体情况，就以止痛活血为主给他配了这个方。

送到职工医院后，经拍X光片，诊断为：左腿胫骨粉碎性骨折，胫骨平台向下断裂超过8公分。待片子拍完之后，他的小腿肿胀的连裤子都脱不下来了，我只好用剪子剪开了裤子。医院院长和外科主任会诊后找我谈：患者情况比较严重，必须尽快手术，用钢板托起断裂的碎骨，用钢钉固定，手术后至少要在床上躺6个月，待一年以后，如果骨头长好了再手术取出钢板和钢钉，即使是这样也难保这条腿不留下残疾或后遗症。医生的话一下子把我打蒙了，这种情况完全出乎我的意料，我一时不知所措，既紧张又担忧。但当我想到"象数疗法"后，心情就平静下来了。

晚上，我给李老师打电话未通，就给杨××班长打电话求助，杨班长很快配了一个方：7770·1110·6660·80，我让老公念的同时，又把数写在胶布上，给他贴在患处、丹田穴和大椎穴，我不仅让老公自己念，还和儿子一起拉住他的手帮助念。这一夜老公疼醒两次，但时间都不长，醒后他接着念，念着念着就又睡着了，而我和儿子一夜没睡，一直在帮他念。半夜时，值班医生曾拿着杜冷丁进来两次，看他睡着了，感到很奇怪，就没有给他用药。

4月24日（第二天）腿肿的很厉害，小腿粗的已超过了大腿，情况比较严重，主治医师很着急，要我尽快决定进行手术治疗。

我虽也有过手术治疗的念头，但考虑到我老公的情况：一是糖尿病，手术后伤口不好愈合；二是他本人是过敏体，抗菌素不能用；三是他还晕针晕血，平时感冒打柴胡就会虚脱。想到这些，我认为手术治疗并不是最好的办法。但医生又让我看片子，并说：像这种断裂超过5公分就应该手术复位固定，否则会造成残疾。

我老公胫骨断裂超过8公分，因此必须手术，除非他不想保住这条腿。针对这种情况，我一方面让主治医生带上片子到上一级权威医院去咨询，看是否还有其他办法，一方面又给老师您打电话求助，您接到电话立即给了我两个配方：（1）387000·160·44450。（2）7778000·200·640。于是我又将第一个配方写在胶布上，给他贴在患处、丹田穴和大椎穴上。为了保持安静的环境我谢绝了所有探访的亲朋好友，老公、我和儿子全力以赴帮他念数。我相信有李老师的亲自指教，"象数疗法"一定会出现奇迹。

4月25日（第三天）腿肿得仍很厉害，主治医师催着要尽快进行手术治疗，说如果再这样拖下去的话，小腿的肌肉有可能会被肿胀的淤血给挤压坏死，那样恐怕这条腿就保不住了，而且膝盖肿胀对手术刀口缝合也不利。医生们不厌其烦地一遍一遍地催我，而且还主动联系好了南阳有名的专家。而我心中想着"象数"，便找各种理由一次次拖着。

4月26日（第四天）一上班，主治医师说要给小腿肚手术放淤血，以免出现意外。我一边坚持说等等，一边又拨通了李老师的电话，李老师又改方为：4440·387000·160。下午，腿开始明显消肿，这就免除了在小腿肚开刀放淤血之苦，但主治医师仍坚持手术复位固定，我仍找理由拒绝，同时求助杨××班长，让他给意念力增强我们的气场（他已写过报告）。当晚，在我们约定的时间内杨××班长给了意念力，我们都有明显的感觉，这又增强了我对"象数疗法"的信心，我老公也明显感觉到疼痛减轻了，心情也好了许多。

4月27日（第五天）上午我念这组配方时，又加了如下意念：4440震动恢复原位；387000活血化淤，舒筋壮骨；160主骨生髓快站起来，同时我把手放在老公的患处，当我默念五遍时，他的膝盖已有动感，好像骨头在组合，还发出轻微的响声。我老公自己也感觉到碎骨在动，且从脚到膝盖形成一股气流。中午，我突然意识到"象数疗法"已显现效果，"碎骨在动，开始复位"这种意念提示我再拍片子看一看。我说出想法后，主治医师坚决不同意，说："这几天，你们既没手术又不用药，就是神仙也不会让他好这么快。"在我的坚持下，还是拍了X光片。片子出来后，我和儿子都惊呆了，我们互相对视了一下，会意地点了点头，心中已是按耐不住的喜悦。仅仅才四天的时间，患者就复位了至少两公分，与第一张片子相比，非常明显——"象数疗法"真是太神奇了。

于是，我不顾医生的反对，果断接老公出院回家，全力用"象数疗法"治疗，并于当晚拆去了腿上打着的石膏。

4月28日（第六天），杨××班长在我的邀请求助下，不顾炎热的天气，不远几千里来到我们家，这不仅给我以信心，更带来了信息，看了情况后杨班长又配6450活血化淤，一步到位。这样无论是消肿还是恢复原位都加大了信息量和意念力。

4月29日（第七天），腿已开始明显消肿，没那么胀了，我又向李老师汇报，李老师又给配了 387000・160・44450 的方。

5月8日（第十五天）开始试着下地，除小腿肚有下坠感外，整条腿已没有不适感。

李老师又给配方 2000・160・44450・33380。

5月13日（第二十天）下地到另一房间打电脑去了。

5月23日，一个月，我老公拄着拐杖自己到医院拍片子，主治医师感到惊异，不相信是他自己走来的。等到片子出来时，医生找不见我老公，追到家里把片子送过来，片上显示：骨折已基本复位。

6月10日，完全不用拐杖了。老师又配方：2000・1116000・44450。

7月23日，3个月，完全恢复，我老公已能骑自行车正常上班了。

8月30日，他高高兴兴地到云南旅游去了。

这就是"象数疗法"的神奇效果，这就是神也办不到而"象数疗法"办到了。

在这里，我再次向您——我的恩师深表谢意。是您给了我智慧和勇气，是您让我坚定信念，勇于实践，取得了常人不可思议的神奇效果。同时我也非常感谢我们"象数"班的学员们，当我遇到困难时，杨××班长不顾酷热天气，不远千里亲临我家给以帮助，王××、郝××、包××老师等，不仅给我精神上的安慰，还把自己学习实践的配方告诉我，给我勇气和信心，帮我战胜困难，排除干扰，取得奇效。

在这里，我再次向他们表示感谢。

让我们携起手来共同努力，把山玉恩师为人类创造、创编、创新的"象数疗法"这一医学领域的奇葩发扬光大，让人们远离药物，减少病痛，让更多的人享受到这一自然科学的辉煌成果。

腰痛消失

2006年3月19日一大早，一阵电话把我吵醒，原来是一位熟人打电话，说腰疼得厉害，床上翻身都不行，更起不了床，要求给配个方。我一阵激动，因为此人是我周边比较有名望的一位内科医生，他来求方，不正是宣传"象数疗法"的极好机会吗？于是，我急忙问明原因，为他配：6000·50·70。

方义：6000·50·70

6为坎卦，为水为肾为腰，主骨生髓；000强化，活血化淤；5为巽卦，为风，祛风除湿；7为艮卦，为止，止疼止病，让他认真坚持念。

上午10点，我抽空到他家里去看他，他见我就坐了起来，我赶忙将配方给他贴大椎和局部，让他继续念（此人敏感体）。

中午12点下班，我又过去，他便可以起来下地了，硬留我在他家吃饭。待到吃饭时，他竟不自觉地坐在了沙发上，连自己都非常惊讶。他说：以前也犯过几次，但每一次都至少要一周不能动，不能翻身，苦不堪言，没想到"象数疗法"这样神奇，仅半天时间就不疼了，并且可以下床走动。他还说有一次（前不久）出差到外地，没想到在路上犯了，疼得在地上躺了半天，好不容易才被弄到医院去治疗。

第二天，这位主治医生完全好了，翌日，他因公事坐车外出了，并让我转告向山玉老师表示感谢。

卵巢囊肿不翼而飞

2005年10月16日，在女工体检中，一同事检查出双侧卵巢囊肿（4×5.4×2），医生说需用三个月抗菌素后，再做B超检查。

她找到我，我给配方：（1）6000·820·1640，（2）4000·720·1650。

方义：6为坎卦，为水，为肾为腰；8为坤土，为运化水湿肿满；2为兑为降浊气；1为乾为正；4为震，为肝为血；5为巽，可助肾阳。由于此人坚信象数疗法，默念质量较好。两个月后到医院做B超复查时，只有1×2那么大了，连医生也感到吃惊，反复问她用的是什么药，怎么这么快就消了。此人又坚持念月余，囊肿全部消失。

****

汾阳市学员　侯××的病例选　2006.8.22

象数治紫斑不复发

外甥宋超，14周岁，小学六年级学生。

当年十一月十日上午放学回来，显得无精打采，饭也不愿吃，对他妈说下午不想上学去，身上特没劲。我见孩子面色发白，体倦，舌淡，两腿布满大小不等的紫红斑点。正是老师教材中所讲的紫斑。孩子瘦小体弱，不好吃东西，脾虚。决定以调气摄血，健脾运中为主治之。

象数配方：380·20·70。

让他当即默念十几分钟后无不适反应，念着睡着了。于是请假十天在家休息念数，什么药也没用。又将配方写在胶布上贴大椎穴。

第二天查看，斑点没有增多，原斑点颜色变淡了，证明病情已经减轻。

到第四天紫斑大部分已消失，仅剩少数大一点的还存在。

孩子精神很好，说是"肚里总觉得饿"，食量确实比病前增加多了。

到第七天斑点全部消失。欢蹦乱跳地提前三天复学了。只是大椎穴还贴着象数坚持二十多天，愈后再也没有复发。

<附记> 当时我市正在青少年中统计紫斑。经本市和省城医院治疗出院的患者，大都是在一个月或二十天左右就又复发，二

次治疗后，两个多月才恢复正常体质。

我超儿病愈上学后不几天，先后又有四位同样的患者来求治。其中两个小学生是用380·20·70一次治愈的，一个初中二年级女生和一名幼儿教师（女）是念原方三天后效果不佳，又改方650·380·20·70显效。

愈后追访均未复发。再次证实象数疗法的神力。

方义：380·20·70

3为离卦，主心，为血脉，为温为热；8为坤卦，主脾，脾统血摄血，主运化，380火生土以补脾之虚，故健脾益气。

2为兑主肺，振肺气以佐脾气。

7艮主中气，气行血行，可助血得摄，三元合奏健脾摄血得以速效。

650振肾阳，温经脉，助振脾阳，力驱阴（湿）邪，加强了原方的健脾驱湿力度，因这两女孩之病应属湿困脾阳而不统血，所以用650显效。

****

山东滨州市学员　申××病例选　2004.8.28

用象数4来调治情志失调的疾患

［编者按］董××先生多次用象数4来调治情志失调的疾患，其病例典型，令人深思易医之理。

4为震卦，与肝同气；肝藏魂，在志为怒，主疏泄，喜调达。若情志抑郁不疏，或发怒有过，或惊吓魂不守舍（惊则气乱、肝肾同源）则可引起情志方面的疾患。

故以象数4来调治，正是同气相求、共振、同化之理。

董××，是个体户，今年六月初他的工作间堆着很多玻璃，不知什么原因玻璃要倒了，把他吓出一身汗，晚上8点多才回家

（家在农村），当他到家的院子时，突然看到院子有一盘蛇，当时把他吓得一屁股坐在地上起不来了。山东人都怕蛇，他家来人把蛇弄走，把他扶到床上，到了半夜，发高烧，抽筋，说胡话，赶紧送到医院，治疗住院一个星期不见好转，他老婆找到我，说了详细情况，我说人吓着了，叫他出院用象数治疗（他老婆也是象数受益者）。

回到家里，组织家里全体人员，两人一组，都念4000这组象数，一直到天亮，人就清醒了，他说那条蛇把我吓死了，我说那不是蛇，是一盘绳子，你是看花眼了，我是怕他再想这件事引起恐怖。

****

邯郸学员　耿××的病例选　2006.9.26

治疗30年的结肠炎

张××，男，58岁，2006年4月10日，跟我说，30多年的结肠炎，反复发作，投过名医诊治，扎过针灸，用过草药，偏方土方均无良效，好好歹歹，最近腹内隐疼，拉稀，便少量黏液、脓，肠鸣。

诊其为大肠虚寒夹湿，脾虚乏运，肾虚，先天亏耗，后天失养而为患。治以益后天养先天，健脾运化，培土生金，清利大肠寒湿。

配方：380·70·160

试念无不适感，十几天后，说肚子最近没疼，大便也好转，嘱其持念，5月14日反馈时笑着说，一直没闹肚子。

方义：380·70·160

380——3离卦象火其用为燥，80坤卦为腹主脾，380相合，培土生金，补脾健运，祛寒湿。

70——艮卦主胃，胃主降，则清湿邪，扶正气。

160——1乾卦主大肠，6坎卦主肾，160相合，使大肠通降，传导正常。

全方共合，后天得养，先天得补，健脾运化，升降有序，肾气得补，大肠传导渐趋复常而获效。

肝主目　离为目　兑为目　治疗眼疾

陈××，女，65岁，2006年10月13日找到我晨练点，说：耿老师，我最近视力低下，耳鸣，眼昏暗，300度花镜才看清楚些。

肝开窍于目，胆经循耳，此目疾耳鸣，实属年迈劳累，肝肾亏耗，精气血荣窍不足所致。治于滋补肝肾，益气养血，通经活络。

象数配方：7200·6500，试念无不适可持念。

11月24日在工人剧院广场碰到，高兴地对我说：7200·6500，我20天中不念时就写，初写时300度镜子还看不清字，现在不用戴镜子了，写号码不戴镜子也能看清了。

我心里也替她高兴，暗想象数疗法真了不起，竟然能使300度的老花眼在20天内使其恢复视力。

兴奋之余，嘱其持念，以固疗效。

方义：7200·6500

7艮卦为山，为障碍，主胃主降主中气；

2为兑为泽，目为兑，主肺，主一身之气，720相合，降浊气，清气自升；

6坎卦，属肾，先天之本，取6以振奋肾气，以养肝；5巽卦，主气，6500相合，阴阳二气得补，血脉自通。

中医讲，补血先补气，补气则生血。气血得补，脏腑精气上荣于目，而视力渐佳。

故7200·6500共合，益气养血，滋补肝肾，通经活络之效。

****

邯郸学员　王×的病例选

治疗饥饿症

石家庄陈××先生吃饱饭不到两小时就会饥饿难忍，必须赶紧吃东西才不头晕，又不是糖尿病。

易医诊断为脾肾阳虚至极，胃寒重，夏天还穿秋裤秋衣，2005年6月7日午休时，打电话求治。

赠方为：3820·650。

第二天反馈：得方后一直念到下午上班，到每天饥饿时居然没出现饥饿感，直至晚上八点都不饿，太感谢象数疗法之神奇。

象数疗法治疗"精神分裂症"

患者白华，22岁，患精神分裂症，思维迷乱，行为狂躁，烧了乡间一座庙宇，差点丧命。

他表兄吴×，是四川省秀山县一青年，从别的渠道得到象数疗法资料自学时间不长，不敢配方，故打电话求方。

我听其详述病程后，辨证为："肝风内动，上扰大脑，致使神志迷乱，狂躁不宁。

赠方为：400·800·100。

方义：400——滋肝阴，息风醒神。

800——健脾安神，偶数0，增强滋阴宁静疗效，坤为闭，为安睡，为静，达以静止动之效。

100——乾为头，为大脑，直调病所；乾为天，为健，为三连，调天之大力，使分裂的头部神经连起来，恢复健康态。

疗效：得方当晚吴××握其足念几小时显效，入睡，第二天睡得更快一些，第三天又快些，直至痊愈。

重病得愈，全家高兴，当时春节来临，全家过了一个平静祥和的春节，但却忽略了默念配方，故后来反复一次，嘱其仍念原方，不久又得愈，也是我追访不及时，强调继续持念巩固。

治愈小学生腹痛趣闻

张女士，退休老工人，我在公园治病，她陪伴我 3 年，她怕文化不高学不会，就没参加函授，买了一套老师的"论文集"自学和大家一块学。她人很谦虚，但不自信，故从来都是找我要方治病，没独立给别人治过病。

今年春节相聚，高兴地给我讲了她为小学生治肚子疼的趣事：

上学期一天中午，她小孙女（7 岁）放学没按时间回家，不放心，她找到学校，见她小孙女和一群小学生围着一个小朋友，她小孙女对她说："我们小朋友肚子疼，回不了家了。我们也不回家了。"张女士说，看着十几个孩子回不了家，要耽误下午上学了，得想个办法帮孩子治病，她说当时也不会治，更不知怎么配数，忽想起我治病时的 800·600 这个方子，赶紧组织这十几个小学生一起念 800·600，她说念了没几分钟那个蹲在地上的小朋友说"肚子不疼了，能回家了"。

张女士不放心，确认真的不疼了，就嘱她一路走一路再念着 800·600，回到家再让家长帮念一念，可不能耽误下午上学。

果然，这个小朋友下午好好的上学来了，此事在班里传开，后来又有小学生肚子痛，一念 800·600 也都好了。被传为佳话。

这是张女士第一次为人治病，取得了喜人疗效，十分欣慰，向我讲述了这件趣闻，我特别为她高兴。

****

济南学员　杨××的病例选　2006.4.6

治疗下肢浮肿——象数配方中信息叠加的实例

象数疗法认为世上万物都有场，疗效是通过"效于气场"的平衡结果。

八卦把震巽两卦纳入五行为木，巽为阳木，震为阴木，组成54440这组象数配方。通过实践我用过几次治疗水肿，常见奇效。

在自然界，不论其认识与否、应用如否、承认如否，五行生克关系是贯穿其中的。牵一发而动全局，54440的方义取的就是"双木泄水"。

对于能收到显效的患者，总是归属于高质量的默念象数。

我的近80岁的岳母就是守旧者，是目前为数不多的文盲之一，对用象数治病同多数人一样持否定态度。

今年春季，老人家双膝以下开始出现浮肿，老人家相信中医药，知道"西药有毒副作用"，但治疗了两个月也不见起色，在后几次治疗时忍不住抱怨了大夫几句，没想到这位受人尊敬的白衣天使的回答竟是这样的"你这么个年纪了，该吃点什么，吃点什么吧！"老人家虽然不识字，但这句话是什么意思，心里非常明白，认为自己是得了不治之症，是自己的寿限到了。

当我知道了大夫的这番话，实在忍不下去了，决心用象数疗法给老人家医好。为了提高其对象数疗法的了解程度，就试着先"吹风"。我老伴救母心切也在一旁协助着有意讲了些我给人治好疑难病症的实例。老人家虽半信半疑，但还是同意用象数治疗。

中医理论浮肿是与水有关的，脾、肺、肝、肾功能失司所引起的。

水能生木，木盛水缩；配方用54440就是起"木多水缩"的作用。

另外吸收在研讨会上上海小组介绍的方法，变贴为放。

我给变通了一个懒办法，直接用一米宽的白床单一条，胶布写配方，贴在床单对应人体部位。人躺下后大约对应腿部，并在老人背部脊椎两侧，膀胱经处也写了两处，共计五处，符合巽卦，以加大场效应的能量。

半月后，同老伴一起探望岳母，其水肿基本消退，只有脚踝以下处重按还有坑。我故意问她念的什么数，竟还没有念错，并回答是什么时候想起来就念。当再问念多长时间时，却失望地听到"每次能念十来遍"，但也算是有进步了。

这次的消肿，可以说不是默念的高质量所起作用，应当归于"万物都有场"的场效应，准确讲是写的象数在起作用。

在今后的应用中，我们碰到默念象数配方有难度的也不妨一试。老人讲还便秘，逐改方为160·4440。配方写完后，叫她念一遍，竟没有念错。经过了一个月的贴和写象数配方的治疗，老人家的浮肿现象彻底治愈，情绪稳定了……

这样使象数疗法在操作层次上又多了条路。

****

上海学员　王××的病例选

7770·60抢救妇科大出血

2007年2月5日，在回上海的列车上，第二天早晨8点半，列车的广播员广播：各位旅客，现在加一车厢有位妇科病人，情况紧急，旅客中哪位是医生请到加一车厢帮助。（当时正好在衡阳站）这幕情景平时只是在电视中看到过，今天都亲耳听到了。

我听到广播毫不犹豫地提着我的白包赶到加一车厢（我在十五车厢），见一位四十岁左右的女士，毫无精神地靠在那里，患者述：昨晚半夜约一点半突然妇科大出血，经期刚过一周，7个小时以来一直在出血。

我即配方：7770·60，贴在小腹处，我的右手握着她的左手陪她一起念，约二十分钟。她说要上厕所了，我估计也应该止住了，告诉她要默念下去,我便回自己车厢了。

到了9点15分患者的先生来到我车厢告知,血已止住了,表示感谢!我同路的两位朋友也很惊奇。当场有位哈尔滨的王女士非常有缘,也很有悟性,就在我写这个汇报时,她已准备好,要初级和高级班一起学,还和我约好五月份到青岛参加研讨班。

****

南宁学员　李××的病例选

象数疗法治疗急性风疹获奇效

2006年4月8日本人回崇左县扫墓,上午8时上火车(车程两小时),上车约五分,突然患风疹,面部、颈部一片片红肿,发热、极痒。同车厢一位三十多岁的男医生一家三口也回乡扫墓,见状即说:"阿姨你过敏了。"并说他没有带任何药物,主动到广播室找列车员取扑尔敏或感冒类药。而列车上除了外用药再无其他药,这位医生是爱莫能助。

我当即组方调治,先用常治风疹配方默念无效,症状越来越严重,整个头部热气腾腾,红肿、极痒,当时真吓人。

我意识到邪气严重,马上改用泄皮肤邪气,驱风,凉血,止痒的配方,00700·026600·0500·003,念方几分钟,一股清凉之气从头面向颈部排下,约一小时症状大大缓解,那位医生说:"消了许多。"我只笑笑,一心念数。当火车快到站时,症状已消失,恢复正常,那位医生很惊奇地看着我说:"不用药怎么这么快就消了?"他感到不可思议。

当时在车上,无医药,病情发展很快,幸好我学了象数疗法,才能快速地自救,内心非常感激恩师。

十分钟快速治愈突发病

卢女士，75岁，于2006年10月1日上午8时半，突然整个口唇红肿，很吓人，此病西医说是病毒，中医说是胃引发，而象数疗法比类取象一步到位的调整局部。

口唇是肝经、胃经所循。

配方为：04440·720，持方几分钟即舒服，约二十分钟后红肿即消。

10月15日卢女士右脚背肿痛，也按卦象配方：1000·770·440 右脚为乾卦，脚背为艮卦，直接调理病位气机，20分钟即愈。

****

上海市学员　一燕的病例选

象数给了他新的生命

这是我们家运用八卦象数疗法治病的神奇经过，这件事虽然已经过去好几个月了，但仍旧像发生在昨天一样的清晰和惊心动魄，只有经历过这样的场面的人才能体会到的得救的感觉。

我的丈夫今年64岁，因三十多年来逐年严重的肾病久治不愈，后来发展到血透，但还是出现许多症状，不过这才换肾三年。

今年5月26日下午他坐在小区长凳上看晚报，只有半小时，感觉有点凉，赶紧回家了，没想到在当晚十点多就感觉不适，一量体温已38.6℃，想到三年前出院时，医生再三嘱咐肾移值病人千万当心不能感冒，因为免疫功能低下，极易患肺炎。而绝大多数的病人是因患了肺炎而丧失生命的。

为此急忙由救护车送往中山医院，到了医院测查体温就上升到40.4℃，病人气急，呼吸浅，医生诊断为肺炎，预料病情的险恶，下了病危通知交到我手上。

5月27日他就开始呕吐，一天腹泻三十多次，白细胞为23.6（正常值为 10 以下）、血压降低、T 波倒置、电解质紊乱……因为昨夜吊了一整夜的药，早上体温有些下降，但下午又上升到 39℃，一点小便也没有，肾功能的主要指标肌酐达到 180（正常值为 120 以下）。

医生对我儿子说：80% 没有希望了，要我们早作思想准备，我当时心慌如麻，这时儿子提醒我请李老师的数字疗法一定有办法的。

我立即回家向李老师电话求救，老师给方：070·020·050·030。听到老师慈祥而镇定的语言给了我莫大的安慰，我立即返回医院对爱人默念了一夜的象数。

28 日清晨见到他出了一头又冷又粘的汗，体温奇迹般地下降到 36℃，但是医生说这是暂时的，到了下午体温还会返上来，白天我儿子不断地读数，体温并没有变，但氧气没有撤下，血象仍不正常。

30 日早晨爱人带着氧气由救护车转往当年作肾移植手术的华山医院。

31 日白细胞为 23，我就又向老师请教象数配方，老师听说我们用了象数后病情有了好转，很是高兴，又给了一组数：64000·5000·380·720，其中的 64 正合我丈夫的年令，我信赖老师的数，念了一夜，但白细胞数竟然没有降下来，我也纳闷，查找原因，发现我读 64000 时少读了一个 0。

6 月 1 日，我赶紧改正了读错的数字，我读爱人也读，并把数写好放在他看得见的地方，枕头下，肚脐边，脚背上……

2 日白细胞马上降到 14.2，我们仍然坚持读数。6 月 11 日出院时，白细胞为 4.3，体温 36.6℃，一切正常了。

在他血象渐趋正常时，我同这位医生描述了象数治病的过程，他显然很惊奇，转身就去办公室上电脑查询。

之后他对我们说："李山玉还是个中外知名人士呢，我竟然一无所知。"他说要研究研究，怎么会这样神奇。因为在另一病房的同样的一个病人也犯了肺炎，发热一个月还退不下来，植入的肾脏也损坏了，只好又摘除，重新血透，实在是可惜之极。而我丈夫从得病到治愈，仅仅两个星期而已。

我十分感激李老师，是李老师发明的象数疗法给了我丈夫新的生命。

****

石家庄学员　路××的病例选　2007.12.3

[编者按] 在丁亥年秋季的研讨会中，学员路××在台上发言时，有一学员悄悄地对我说："她的话就是亲切、和善。"有其外，必有其内。她不论走到哪里，即将象数疗法带到哪里，给人们以希望、奇迹、光明。不是亲人，胜似亲人。她的善念、善行深深地埋在人们的心底，犹如不息的璀璨之光。

颤了五十年的双手停止了抖动

去年冬天一次晨练看见带操的张××双手抖个不停，我开玩笑说："张师傅做颤抖功了。"他说："我从25岁开始，双手一直颤抖，写字用左手握着右手腕，要不就不能写，治了一辈子也没治好。"

我给其配方4000·70，念了几天双手渐渐颤得少了，念了3个月后，困扰了50年的双手抖动终于停了下来。他高兴不已。

治愈摔伤病人

桥西区闫×，62岁，去年秋天登梯按玻璃，不小心从二楼摔到小平房顶上，当下就不会动了，浑身发紫，疼的连气也不敢出。

人们都要往医院送，正巧他爱人在我这儿抄了不少配方，讲明要用象数治，人们将他抬回家马上就念数7820·0001000·640，老伴微闭眼睛和他手握手念，念了将近一个小时，二人都出了一身大汗，患者感到很舒服，念了两三天大有好转，一个星期就能下地，二十多天就出去活动了。

只有肋间有核桃大一块疼，又为其配方：7000·00100·6660，念了一个多月伤痛全好了。到了四十多天时还帮邻居家铲沙子，他一人足足铲了一车，第二天全身也没疼的地方，他的康复像神话般传开了。

人们常说"伤筋动骨一百天"，而他二十多天就基本痊愈了，听起来像天方夜谭，但这的确是事实。

方义：7820·0001000·640

第一元7820：7为艮卦，主胃，为止；8为坤卦，属脾，脾为后天之本；2为兑卦，为肺金，20振肺气，以佐脾气，助运化，提升中气，调畅气机，脾胃互为表里，脾统血，主升清，胃主降浊，7820土生金为补中益气，活血化淤，散淤止痛。

第二元0001000：1为乾卦，为健，为正气，主督脉，行于背中，调诸经，促康复。

前后三个0：不燥不凉，疏通诸经络，气血通，则不疼。

第三元640：6为坎卦，主肾藏精、养精，精生髓坎为通，壮骨通络。

4为震卦，为肝，主筋，主疏泄。

640相合，肝肾同源，滋水涵木，助肝血以濡筋脉，调养诸筋。

全方构成：土生金、金生水、水生木，调和气血，通络解毒，温经散淤，故阴阳得调，筋脉得养，全身病痛皆除。

****

邯郸学员　耿××的病例选　2007.10.25

［编者按］伟大的鼻祖伏羲"仰观俯察，取象比类的直观方法揭示出天人合一的宇宙全息规律"。耿××先生深悟其天人合一的宇宙全息思想，贯注于象数疗法的实践中而屡获奇效。如病例"治疗肺漏气的形象思维"中13岁小患者在医院被确诊为肺漏气，而电话向耿先生求治时耿先生当时思维中所想到的是漏气了，就堵上：820，虚了就补上：650，且想到8土比艮土堵洞严密，

2为洞。故念之第二日即可下床活动，继之出院。此例即是取象比类的典型的形象思维。

看似简单，思而深邃。"显诸仁，藏诸用"，易道隐于日用中。

治疗肺漏气的形象思维

2007年4月11日下午，手机突然响起，一听是自然疗法养生学习班李××老师（八卦象数疗法学员），电话中李老师说，一个朋友的孩子今年13岁，现在在市某医院住院约一个星期，她说：医院诊断为肺漏气，从肋侧插管往外排气，孩子疼痛难忍，医生还要打止痛针。

电话里我对李××说此病名未听说过，不过八卦象数疗法可以治疗。我拿着电话，好像病痛在自己家孩子身上，脑子里迅速闪现，漏气了给他堵上，气漏多了必然气虚少，给他补上，当即给李老师说820·650。

星期六早8点到学习班上李问我，你是怎么配的方？真神奇了，当时我拿上配方到医院跟在病床上的孩子讲，这是自然疗法，这是我找的一个有权威的老师配的方，你要专心默念，病才能好得快。小孩真的是希望病好早日返校，下午开始念，晚上家人助念，第二天上午即止痛能下床活动，到星期五晚上出院了。

问配方思路，我说当时接到电话我也未听说过此病名，当时思维就是给你讲的"漏气了给堵上，虚了给补上820·650"。

细分析方义，2为金，土之子，兑卦主肺又为之洞；8坤卦主脾属阴土，兑金之母。820阴土堵洞，即母救子。阴土其效从自然现象来说比艮阳土石头堵洞要严密。

650，水生木，5为阳为气，故650先后天之气同震，偏补阳气。

故820·650法于阴阳，合于术数，又合自然之理而获奇效。

我电话向李山玉老师汇报此病时，老师指出，形象思维，符合易理，效果最快。

****

天津学员　刘××的病例选　2007.6

2005年8月由于母亲的缘故，我了解了八卦象数疗法，并于当月参加了函授学习，同年秋季，我又参加了面授班。

从此与恩师所创的八卦象数疗法结下了不解之缘。

在老师的教导下，在老师毫无保留的传授下，使我这个对"易医"一窍不通的人，步入了八卦象数疗法的殿堂……在一年多的实践应用中，每每看到八卦象数疗法为某些人解除了病痛，我心中的高兴和激动，犹如自己大病已愈兴奋不已！

八卦象数疗法减轻了晚期肿瘤患者的病痛

第一个试用八卦象数疗法，并支持我学习的人是我的母亲。

由于我母亲没有工作，又患牛皮癣多年，几十年离不开服药，身体也越来越坏，因为看病不能报销，就怕给儿女增加负担，有病就自己忍着。

2005年春，当我发现由于疼痛忍不住呻吟的母亲并带母亲去就医时，才发现母亲的肿瘤已到了晚期（逆转了）。

医生说已不能手术，也不收治。跑遍了全市大小医院，都不收治了。并让我们回家为母亲准备后事。

回家以后，面对母亲肿瘤疼痛的叫喊，我们姊妹几个只有以泪洗面，我们跑广州、郑州买药，甚至上网，找广告……希望控制住病痛，买来的药吃了以后，一两天见轻，过几天又不起作用了，就又换新药……

在网上查医药时，看到了赤峰日报记者陈明介绍的八卦象数疗法，我立即拨通了山玉老师的电话，向老师求救。

老师听了我的介绍，马上给我母亲配方：72000·64000·380。

放下电话，我就立马握住母亲的手念方，并把配方写在纸上，放在母亲的枕下，40分钟过去了，喊疼的次数减少了，一个小时后，母亲安静地睡着了……从那一刻起喊疼的次数逐渐减少。

每当看到我就招呼让我给她念方,我问母亲为什么让我念方?母亲说好受。

四十多天后令人想不到患了六十多年的牛皮癣不药而愈了!看到我母亲的变化,更坚定了我学习八卦象数疗法的决心。

在青岛学习期间,山玉老师又为我母亲调方,后来又在电话中多次调方,使我母亲的病情较稳定,痛苦减少了……

2006年6月由于病情变化,我母亲病逝了。

在我万分悲痛的时候,唯一能让我感到安慰的是,虽然没能留住母亲的生命,但在那叫天天不应,叫地地不灵的最痛苦、最无助的时候,是八卦象数疗法延缓了她的生命,减轻了她的痛苦,使我的母亲平静地、安详地走完了她生命的最后时刻。

这是八卦象数疗法的又一奇迹。

820 治好了一位老医生的咳嗽

2005年底,我去一个公司找朋友,进屋一看人都不在,出来一问才知道,因屋里有位老大爷咳嗽特别厉害,痰特多,人们怕传染,纷纷跑出了屋子。

听到这里,我说我给大爷一个方子,止咳,朋友知道我学象数疗法,就拉住我说,大爷本身是个大夫,他信吗?我说我试试看吧,我就进屋,向他介绍了八卦象数疗法,不知您信不信?那位大夫说,只要治病,我就试试。

我就让他念820,大夫说就这么简单?当时他就开始念。

方义:8为腹为脾,脾喜燥恶湿(脾为生痰之器);

2为兑卦,主肺,主一身之气。

820健脾益气化痰利肺、化浊。

第二天下午我去回访,一进大厅我就问那位大夫来了吗?大家说可能没来,没听咳嗽,我也以为没来,过了一会儿,那位大夫或许听到我说话了，从屋里出来了，一见面就双手合十表示感谢。

在场的人全愣了，所有的眼睛都看着我，我说别看我，八卦象数就是这么神奇！他高兴地说，这方法太好了！你再给我家人配个降压的方吧，我又嘱咐其还要念以固疗效，大夫说，我肯定念！

见此情景，半信半疑的人和在场的好几个人也纷纷要配方。

****

郑州学员　岳××的病例选　2007.5

070 治晕车有神效

每年我都要到新乡地区的老家为母亲上坟。在长途汽车上总遇到晕车的人，070 就大显神奇！

我还告诉大家 070 不仅能治晕车还能治胃疼、头疼、关节疼等病。请大家记住。

我又告诉大家这种方法叫八卦象数疗法，是青岛的李山玉发明的！我是她的学生。

2007 年清明在回家的长途车上，听到服务员与一位老人的对话如下：

服务员说："老人家晕车我这次就不给塑料袋子了，给你一个数念念好吧。"老人问啥数啊还能治晕车，没听说过？服务员打开自己的笔记本说："你就念 070 就行。"还给说怎么念啊等，我扭过头问服务员，你咋知道 070 治晕车的？你学过？服务员惊讶地说："我认识您啊，没看到您在车上，070 还是您去年在我车上讲的呀！真管用，真神！我和司机感谢您。"我说："咱们共同感谢李山玉老师吧。"

我俩正在说话时，那位老人下车了，他说这个数真灵，我要记住 070，再出门坐车不发愁了。最后服务员还告诉我，今后你再坐我们的车不用买票了，我谢过他们。在这条路上已有好几位服务员会用 070 为晕车的乘客服务，深受欢迎！

****

沈阳学员　吴××的病例选

煤气中毒自救

2006年12月1日晚寝室炉火未息，后半夜爱人感到胸闷，呼吸困难，心脏难受，头部冒汗，我没有想到是煤气中毒，因我体质好没有什么症状，故只按心阴虚配方默念：400·300。效果也较好，念着念着我们两人都睡着了，又睡了3个小时快到第二天早7点了，我们两人都有了症状；爱人说话前言不搭后语，两手颤抖不听使唤，我则感到头晕，恶心但吐不出来，儿子小明闻讯赶来说："是不是煤气中毒"？这时才想到昨晚没有熄灭的炉子，是煤气中毒无疑，立即配方400·300·820·160。

我握住爱人的手全心投入默念……大约有半个小时，我们的各种症状逐渐消逝，神志开始清楚了，只不过偶尔感到头部疼痛。

又调配方为：070·010·820。到下午已完全康复。

这是我和爱人一生中第一次遭遇煤气中毒，现在想来还心有余悸，多亏有护身符象数疗法及时自救，否则后果不堪设想，特别是妻子体质弱，中毒症状严重，后半夜她首先感到胸闷，呼吸困难，心脏难受，头部冒汗，我只是以为心阴虚，令其默念400·300。

现在想到，也就是这组配方的作用使我们又睡了三个小时快到第二天早七点，否则我们也许永远睡下去。如果在醒悟后不及时用排毒补氧的配方自救，就是及时到医院救治后也会留有后遗症，那将是后半生的痛苦，在此，我们再次向李山玉老师表达谢意。

****

浙江省乐清市学员　潘××的病例选

[编者按] 潘思根的实践病例生动、活泼、真实感人。尤其对有些"象"的解释，位于天人感应的角度推演，别开生面，另辟新意。感谢您的贡献。

象数治愈矽肺

陈××温岭人，男，69岁。

有一天到我家书店买书时对我老婆说找不到所需治病的书，我老婆问他什么病，他说："我从年轻起就采石板，几十年的石板开采石粉入肺三十多年，在杭州、上海大医院花了几万元钱无法去除，现天天胸闷难受。"

我老婆对他说："我家老潘不在，他学习象数疗法，可能能治好你的病。"他留下电话。第二天我为他配了一个数为820·4000放在家，第三天我刚好在家，他打来电话，我把这个数给他，叫他每天认真默念这个数，除吃饭、睡觉外，有空都念这个数。

过了几个月来找我，我不在，他对我老婆说："潘师傅给我的数，我认真念了半个月，也没吃任何药，感觉胸部很舒服了，我到杭州去检查，结果岩粉没有了，我还不信，到上海再检查，结果也没了，我很高兴。我想是这个数念好的，但我还是有些不信，大医院几年都治不了，念几天数字就治好了？！"

过了几天他又来找我，见面就说："潘师傅这么几个数，治好了我三十多年的病，我心里想是数字念好的，但我还是有点不信。"我说这是李山玉老师创造的八卦象数疗法，就是神奇，数字的威力无穷。你慢性病慢慢好了，感觉不到也是正常的。我再给你一个数，以后若肚子、胃等胀疼时念这数后慢慢不疼了。

我给他一个70·40·820数带走。过了一年多，他带了几个人前来叫我治病，他说："现在我确信了象数疗法的确神奇。上次从你处回去有一年多了，有一天我肚子很痛，我叫老婆叫辆车把我送医院去，我老婆说潘师傅叫你肚子痛念数试试。我捂着肚子到房间拙屉里找到那个方，我念了4—5分钟肚子不痛了。我还是不信，认为这是个巧合，我不念数也可能痛一痛自己好了的，我就不再念了。过了几分钟后肚子又痛起来了，我就熬，后越熬越疼，挺不住了，我又开始念这数，念了一会儿又不痛了。潘师傅，我这才相信了，心服了。我把自己用象数治好病说给邻居、亲朋好友听。"

方义：

8为母，为母土为静，运化；

2为肺，气泄母土之郁滞，强化肺功能；

4为肝、木、疏泄、条达、为雷、震动，后加000强化；820子泄母土浊物；

4000强力震土疏土之功，推陈出新。使石粉入肺之症得以清除。

****

杭州市西湖区学员　孙××的病例选

口唇红斑狼疮好了

35年前本人的下唇生一小疮，不疼微痒，可老是弄不好，年年犯，而且创面越来越大，经常渗血，与人接触时很是尴尬，为此我下决心要治好它。去了杭州的好几家医院,确诊为"红斑狼疮"，于是用药涂抹，吃中药，观察八个月，没效果。

2000年1月与象数疗法结缘后，通读教材及资料时，我十分关注与红斑狼疮类似的疾病，没有找到，只好多次试着配方，最后2000·800，念后有效，创面日见收敛，神奇地好了！

我感到极大地振奋,我怀着兴奋激动、感恩的心情向老师报喜,谢谢老师。

我观察两年，在高温39℃都没有复发，才向老师汇报，并附有照片。

****

南宁学员　李××的病例选　2007.9.11

恩师一方治疗子宫肌瘤、乳腺增生等多种疾病

配方：640·000·720

《八卦象数疗法》病例17，李山玉老师用640·000·720配方治疗一乳腺增生患者，约一个月增生消失。

方义：

640滋阴潜阳，消散瘀结，宣导气机，720补益中气，消坚散结。

既然乳腺增生能消除，我想身体上许多诸如囊肿、肌瘤、肿块等也应该能消除，通过实践真能做到了。

（1）梁女士　五十多岁。

2004年梁女士患甲状腺囊肿，到广西医科大肿瘤医院准备手术治疗，医生已开票，因故未交费。

关键时刻，结缘八卦象数疗法，持念配方640·000·720，一个星期后症状减轻，决定放弃手术治疗。

专心念方，经一个多月高质量的念方囊肿消失了，3年来未见复发。

（2）朱女士　五十多岁，广西亚热带作物研究所退休职工。

2005年4月到广西医科大附院作妇检，确诊为多发性子宫肌瘤、乳腺增生。

经朋友介绍求方，配方为640·000·720，她诚心持念，11月份医科大附院派妇检组到她们那儿进行妇检，经B超，乳房检查等，她的子宫肌瘤、乳腺增生已经消失。

附：广西医科附院的检查单和朱女士的来信。

还有8位女士的卵巢囊肿，子宫肌瘤都是用此配方治愈的，不再另外列出。

从以上几个病例，这些囊肿、肌瘤、肿块疾病符合中医痰的特征，它们产生的根本原因是肝脏疏泄功能减弱，脾的运化失常，水湿痰浊在体内过度聚结所致。

可以通过健脾助运，化痰软坚散结，宣导气机治疗。

配方 640·000·720 正起到此作用而显效。

****

上海学员　夏××的病例选

象数疗法的神奇在我生命中体现

十年，对于一个健康人来说，十年的时间可谓"弹指一挥间"，然而，对于一个曾经患过"心脑血管病"而体弱之人来说，要不是恩师的八卦象数疗法的护卫和支撑，欲想平安度过，真是谈何容易？八卦象数疗法的神奇时时刻刻在我的生命中体现着……

1998年春的一天清晨，三点多钟醒来，随手拉亮电灯时，只见床在翻跟斗，知是"美尼尔综合症"表现，当即默念象数配方：00，仅几分钟就觉头脑清爽，随后起床穿衣洗漱、吃完饭上班去了。不料，此病连着半个月才得以康复。

期间，我遵循"配方有法，法无定法"的原理，选用象数配方：260；640等都获得了神奇的疗效。

同年十月的一天上午，我到厂上班不久，突觉右脚的小腿肚胀痛难忍，急忙默念象数配方：4000·7000却毫无效果，可是，在中午回家吃饭的路上，突然冒出：4000·7000·1000后，右边小腿肚即感舒服而获效，原来是乾卦1通右脚之故。

大约2000年的一天下午，我和严××老师在回家路上，乘车时，被驾驶员的一个急刹车撞伤了腰，转乘上公交车时也有点吃力。在公交车上我用心默象数配方：0004000·70，半个多小时后，到周浦汽车站下车时已基本恢复正常了。

回家后，我用心默念象数配方：72000·65000，把撞伤的腰调理好。

72000意在强化中气元气的同时，疏通腰围带脉；

65000意在强化肾阳功能，以活血化瘀，消坚散结，二元合而把腰伤治好。

10年中，最为感动的是，恩师的象数疗法帮我顺利地闯过了严重的"霍乱"生死关（在期刊里已介绍）。

温家宝总理曾经深情地说过："没有什么东西比人的健康和生命更宝贵。"我已深切体悟。

****

重庆市沙坪坝学员　李××的病例选

治愈脱发——"鬼剃头"显奇效

2000年12月12日，我孙子李××10岁，在理发时发现在他项后两侧各有一块一两分币大小的脱发点，当地叫"鬼剃头"，发现以后，儿媳在他们当地各医院治疗，又是吃药又是涂。一年多了，一点效果也没有，不但没有治好，反而头发越掉越多，最后掉得一根不剩，连眉毛也全部脱光了。

我打电话给儿媳，要他们用象数疗法002600·070给他念数，那时儿媳根本不信，他们更不会去给他念数，他们只给他吃药涂药，就这样一直拖下去。

我心急如焚，拖到2002年放暑假，我孙子回到我们身边，我拨通山玉老师的电话，老师给配方为60·650·4300，我只有利用孙子晚上睡着了给他助念，有时老伴也给他念，念到第三天，两耳朵周围长了些毛桩桩出来，又念了几天，头顶也长出了细细的绒毛，念了12天，周围的头发长得更长了，头顶的绒毛也长粗了，长度有两三公分左右，我怕他营养跟不上，我给他剪掉了，又念了半个月，头发又长长了，我又给他剪掉了……

一个暑假过去了，我给剪了四次，每次长出来的头发一次比一次多，治了两个月，头发长得油黑光亮，我全家都非常高兴，厂里的人也感到惊奇。

打嗝三天，半小时治愈

2003年我儿子和他的朋友到四川考察回家来看我们，我儿子一边说话一边不停地打嗝，我赶紧给他们倒上热茶，他还是不停地打，儿子说打嗝已经3天了，去医院吃药、针灸都搞过还是不停地打嗝，我就拉着他的手俩人一起默念20·640，我不停地给他念，念着念着他的嗝声没那么频繁了，又念了不到半个小时，他的朋友说：咦！他真的不打嗝了，您用的什么法子啊，听我的介绍他们都觉得很稀奇，真没想到！

****

广东潮州市　陈××的病例选　2008.1.20

八卦象数治愈43年的水肿病

陈××，男，85岁。潮安县东凤镇合作商店退休职工。

于2007年12月26日来诊，自诉其水肿病，开始是由下肢足背水肿，水肿逐渐向小腿胫部蔓延，虽经治疗，服用中西药物，但反复无常，至今已43年了，终未能治愈，且有越来越加重趋势。

观其面色属于肾阳虚衰之水肿。

依据李老师八卦象数疗法卡的配方65000进行默念，患者于26日默念约5小时，直至入睡。醒来，发觉下肢出了大汗。时正逢寒冬，穿的内裤及羊毛裤全都湿透，上身也有微汗，在更衣时，发现下肢的水肿已消去六七成，行动十分轻松，精神爽快。继续持念，此后已不再流大汗了，只有微微小汗。月余，43年之水肿病已霍然痊愈。

【方义】65000

6为坎卦，主肾，属水；5为巽卦，主胆，属阳木。又肝胆相表里，"肝肾同源"，故65善振肾阳、温通诸经，力驱阴邪（因水肿属阴邪）。犹如太阳当空，阴雾自散之象。65后加三个0，其意强化65之功，以加速气化行水之能。

八卦象数治愈婴儿严重流涎症

陈××，女，8个月大。于2008年1月8日就诊，其祖母诉：孙女于5个多月时，因受惊恐，日夜啼哭不休，睡不安宁。医者投以竹芯、灯芯、榕树芯等寒凉之品，病虽有些好转，但却口中流涎不止，每日必换上十多条项围，连衣服也湿透，实难以忍受。

见其面色、唇色淡暗，形寒，属阳虚之体，加上过用寒凉之药，损伤脾肾之阳，致脾不运化，肾不气化，水液难以输化，停积而为饮。

治以温阳化饮。愚思之，小儿为稚阴稚阳之体，不任药物攻伐，用象数治之，最为合拍。

为其配方为650·380。晚上，其祖母抱着患儿，代为默念。第二天，患儿流涎愈其大半，只用5个项围，衣服不湿了。继续默念3天，流涎止，弃项围，病告愈。

观察数月，不复发，睡安宁，面红润，全家喜。

后也曾用此方治疗多例小儿流涎，皆获速愈。

【方义】650·380

6为坎卦，主肾，主水；5为巽卦，为阳木；650善振肾阳，助气化。

3为离卦，属火；8为坤卦，主脾；380温脾阳，运化痰饮。

故650·380，合而共奏温阳化饮之功。

****

河南省南阳市　彭××的病例选

［编者按］从彭女士的实践中，人们不难发现她在屡创奇迹。这源于她超凡的感悟、天赋的慧根；源于她与象数疗法不解

之缘。而更深层的一面是天人相应的"正"。由于"正",她能深悟象数疗法的机理;由于"正",她能感通象数"类万物之情";由于"正",她能慈心善待;由于"正",她能发现"万物一体"的奥秘;由于"正",奇迹必然相伴;由于"正",得道多助,天必佑之。

两组配方同时用疗效不凡

日月如梭,转眼象数已伴我和家人、亲戚朋友健康快乐地走过了五个年头了。虽然时间不算太长,但结缘甚深。五年来,我无时无刻不在学习着、实践着、领悟着神奇的象数疗法,也经常不断地出现一些意想不到的奇效。

邻居殷××,女,56岁,因挂窗帘从两米多高的梯子上摔下来。因人胖体重,右侧着地,软组织从腰到大小腿全部淤血,膝盖摔破裂,拍X光片虽没有骨折,但不能动,浑身疼,痛苦不堪。

我当时给配 3338880・16660・4440

3为离卦,为火,加强消炎;

8为坤卦,为脾,既统血又运化水湿、淤滞等;

1为乾卦,主督脉;

6为坎卦,为肾,肾主骨生髓,又通又利水;

4为震卦,为肝,疏泄,舒筋活络。

由于情况严重,一边嘱其多念,一边在她身上腿上直接写上。

第二天,腿肿的更严重,膝盖已看不到骨头,且疼痛加剧,为消肿止痛,又配380・7770・6450这组配方。

380消炎,活血化瘀;

7770不仅加强止痛,对膝关节恢复更有利;

6450双木泄水强化消肿作用。

这个方念了一天(同时也写在身上、腿上)就有明显的消肿效果,同时也不那么疼了,身子和腿也可以来回翻动了。到第四天破裂的伤口已开始结痂（原流血流水），这时又发现左边小脚指头一直发黑，脚面上还有几个硬疙瘩，不敢碰，也不敢着地（因只拍了右腿的X光片，左边没拍）。医生看像是骨折，左脚筋扭伤。我想，这个方对右侧消肿止痛、活血化淤有这么好的效果，对左边却不明显，可又不能换这个配方，怎么办？还是老师的话：大胆想，大胆用。于是我突发奇想，这个配方不变，继续念，继续写在右腿上。再配一组治骨折的直接写在局部，不默念。于是就写一组0001000·0004000，并在小脚趾和扭伤处各写三遍。

1为乾卦，主督脉，为正、复正，两边各三个0以加强；

4为震卦，为肝，为足，震动恢复，舒筋活络，两边各三个0加强。

同时，嘱其只念380·7770·6450，写在左脚的不念。又过了二天，右腿的淤血已散开发黄，大小腿肿胀基本消失。但奇妙的是，只写配方不念的左脚趾疼痛消失了，脚面上的几个硬疙瘩也不见了，能下地走路了。真是不可思议，太神奇了！

这是我初次在一人身上用两组不同的配方对症两个症状，都产生了不凡的疗效，这让我更深刻地体会到象数疗法的"其大无外，其小无内""想怎么用就怎么用"的奇妙疗效。

轻松治愈骨折

2006年11月的一天，单位同事郝××因骑摩托车接人，速度快撞上了正跑着的狗，车翻人摔出很远，不能走路了。送医院拍X光片，发现左脚两处趾骨骨折，医生当即让打上石膏固定，同时打吊瓶消炎。到晚上，脚面淤血黑紫，鞋都穿不上了。他想到我平时给他配过象数，就打电话求配方，并询问我是否打石膏，我说你自己定，他听后立即让人把他送回去，决定念象数（因他亲眼目睹过我老公粉碎性骨折的痊愈），我给他配一组3338880·0001000·4440。

加强3、8以消炎，活血化淤。

1 乾卦前后三个 0 加强督脉、壮骨；

4 震卦，舒筋活络功能。

嘱其多念的同时，在骨折处写 5 遍。第三天，脚面消肿，能穿上鞋子，但不能走路，又配 380·70·16660·4440，7 增加补钙助骨作用，继续直接写局部，念得诚信认真。

一周后，就试着下地走路，第十天就 6 层楼上上下下走动了，别人看不出是骨折才 10 天的情况。和他一样趾骨一处骨折的，打石膏卧床 3 个月，都没他恢复得那么快，且每逢阴雨天、走路稍多一点就痛，而他从未有过任何不适的反应和感觉。

"赖斯"又活了

"赖斯"是我们这郝总养的一条小狗，长得乖巧温顺，可爱极了。今年春节期间，郝总打电话说很郁闷，说小"赖斯"生病吃药过量，肝脏坏死了，眼睛也看不见了，特别有一只眼长满白斑，已不吃东西了。宠物医生给判了死刑，没救了。

因不忍心看它死掉，我听后告诉她，不妨用象数试一试，她抱着试试看的态度说好吧，我配方 4000·030·80·260。

4 为震卦，为肝，三个 0 强化直指病灶，激活肝脏；

3 为离卦，为心，为眼睛，前后零平衡心脏跳动，同时直接恢复眼视力；

8 为坤卦，为脾，为运化，和脾胃功能；

2 为兑卦，为肺，降浊气病气；

6 为肾，主命门。

并嘱其一定要抱着小狗念，再就写在胶布上，贴在它的肚皮下，每天不能少于三小时。

因正值春节放假，她和家人有时间就抱着念。一周后，她打电话告诉我，"赖斯"好了，吃东西了，能出门在街上跑了，邻居看了都觉得奇怪。

****

洛阳市　陈××的病例选

灯笼椒更壮了

2007年4月，朋友送我4棵灯笼椒苗，其中有一株弱的引起我格外地爱怜。栽入花盆后，我用胶布写了640·070的象数粘在了苗杆上，并手扶苗杆助念了几分钟，之后一概未施肥，浇水等都公平对待。到了收获时，那棵弱的一株竟收获了更多的果实！我无限地感慨：象数疗法实在是深不可测啊！

象数急救突发腰扭伤

2008年7月30日凌晨，熟睡中突然有人呼唤我的名字，呼唤者（我老伴，57岁，他在另一个房间睡）告诉我，他睡觉时翻了个身，腰就疼的受不了了，他是忍着剧痛，来向我要个数念念的……

我一听到要个数念念，我一下子从梦幻中清醒过来了，眼前的情景是：他一手扶着门框，一手托着腰，身子佝偻着，表情非常痛苦……我的直觉是：严重腰扭伤。我没有惊慌，因为有象数疗法，我让他颂念着"000666000"，而平时不大有悟性、"迟钝型"的他就随念了一遍，他就惊喜地说"痛有缓解！"这令我十分吃惊，没想到会缓解这么快！

这时我嘱咐他继续念，我则赶紧用纸写下配方：000666000·000111000·000777000，分别贴在他的床头、枕头下，用胶布写好后给他贴在大椎穴、下丹田和腰的痛处；紧接着，我们夫妻二人联手挑战……，他默念，我助念、带念，我的手劳宫穴紧贴他的患处，我们右手相握，我们摒弃了一切杂念，颂念着象数配方，就这样一遍又一遍地念啊，念啊……就在这颂念的一间隙里，奇迹发生了——他的腰部患处"咔"地响了一声，这一声，我不仅听到了，更在我紧贴他患处的手感觉到了！他也是在同时告诉我他的腰痛已经转成酸胀痛了。

我对他讲：先前的剧痛是腰椎错位造成的，而现在的酸胀痛则是肌肉痛，错位的骨头已经复位了！他完全同意这种分析，他本人也非常高兴。

接下来发生的事情更有点戏剧性，他让我回屋休息，而他自己很快就上了床，躺下了。我算了一下这个时间历时才45分钟。

我也躺在自己的床上却怎么也睡不着了，也没刻意去念方，而任由自己思绪天马行空：我好兴奋，好感动！我想：这是一扇神秘的、可抵御疾病、解除痛苦、助你长寿的健康之门！

早晨起床看到老伴已穿好衣服准备去上班，晚上回家一切正常了。

他还是每天坚持默念两个小时左右，过后没有再复发。

想起2006年的那次不慎腰扭伤，相比较，他说那次比这次轻多了，就那样就连穿裤子都非常地困难，一直持续了几个月。

2008.8.3

［编后语］古人所谓"天人相应"的思想是揭示宇宙奥秘的精髓，它诠释了传统文化的基石。只要立足于这一"天人相应"的整体观、平衡观，我们会不断地感悟宇宙杳冥之中的神秘天力而为我所用。

陈××的诚信及合理的象数配方迅速沟通了体内外的八卦场，使其同步共振，同化而速愈。

****

广东东莞市　王×× 的病例选

两天治愈耳鸣和间歇性头痛

由于上夜班经常熬夜，白天睡觉休息不好，导致左耳耳内阵痛，并伴随左侧头部间歇性阵痛。

因症状在左侧，取数260·40默念治疗。默念半日即显大效，又巩固一天即治愈。取数时考虑到属虚火上扰，引起诸疾，属阳症。根据"热则寒之"的方法，采用偶数2、6、4治疗。

260补肾，兼护阴，同时宣肺，平肝火，可缓解阴虚阳亢之象。又耳为肾之外侯，260以相生之力补肾治疗耳鸣，可谓直捣病灶。

4为肝脏，为神志，为动，故40疏导气机，降浊息风，疏导头部气机以清头。

全方偏阴性，以达阴平阳秘，故效果显著。

****

无锡市学员　章××的病例选

[编者按]章××先生对象数疗法的推广是一位默默无闻、脚踏实地、朴实无华的贡献者，他的实践令人刮目相看，他实为内藏玄机的智者。

大量的实践报告中我们可以发现"手上点穴按摩法"的实践报告稀之可数。章××柏清先生却从"手掌点穴按摩法"入手，解除了诸多患者之苦，即有经验的积累，又有感应的灵感，常常是点在穴中，效在其中……

为了实践这种疗法，他多次自制了工具，精巧实用。

愿他的实践能给人以更多的思考。

他在实践报告中写到"曾多次出现排队等待的壮观场面"令其感动万分。这就是章××先生的"得道多助"的天赐。

我虽然多次参加面授学习，都因工作繁忙，学习象数疗法进展一直都很慢，尤其在推广运用方面做的实在太少了，看到许多学员运用象数疗法得心应手，出成果出业绩，常常感到汗颜。老师的伟大发明对人类健康做出了巨大贡献，我由衷的敬佩！

自从老师在2003年传授"手上点穴按摩疗法"后，我特别感兴趣，因为它立竿见影，看得见摸得着，同象数疗法有异曲同工之妙，是老师献给患者的又一个法宝。

多年来，我在数百名病例的实践中，运用"手上点穴按摩疗法"为不少患者解除了病痛，恢复了健康。

由于疗效显著，曾多次出现不少人排队等候的壮观场面，使我感动万分。

多年的关节炎点按一次即愈

赵××老师，男，56岁，同事，我发现他连续几天眉头紧锁，一副痛苦的样子，一次在传达室我问他："老赵，怎么啦？"他回答："我这几天关节炎发作，坐下去站不起来，站起来了又难坐下，课也讲不动，晚上上下床都很困难。还是在部队得的关节炎，已经几十年了。"当时我想，他是老师，对八卦肯定一无所知，如果用象数疗法，不一定能配合，于是我对他说："我帮你点按一下，看看能不能减轻点痛苦。"接着，我让老赵坐好，手放在桌上，在他的左手背掌骨找到了膝关节的敏感点，沿着中指掌骨左右两面点按了2分钟，我即令其下蹲站立试试效果，赵老师毫不犹豫，连续下蹲站立三次，非常轻松，笑着对我说："嘿，还真灵，一点都不痛了，谢谢你，谢谢你！"

到了第二天，我追访情况，老赵说："全好了，一点都不痛了。"就这样多年的关节炎竟点按一次就好了，至今两年过去了，从未复发，真是奇迹。

腰椎骨质增生点按加默念七天痊愈

邻居宋××，女，48岁，一次黄昏闲聊时，见她坐下去喊了一声："唉哟，痛得吃不消了。"我问："什么痛？"她说："腰椎骨质增生，医院要我去开刀动手术，我怕。现在整天疼痛难熬，痛苦死了。"我说："我帮你点穴按摩试试看。"随即我在她掌骨腰椎处点到六个敏感点。我说："你可能有六个骨刺了。"她说：

"X光片子上是六节骨刺。"于是我分别点按了6个痛点,每个痛点点按2分钟,点完后,她顿感疼痛大减,全身有轻松感,同时我又给她象数配方:7000·6000让其回去默念,并交代了一下注意事项。

结果她白天上班认认真真的念了七八个小时,晚上回来我又帮她点按一次。三天后掌骨上刺痛点少了一个。第四天又少了一个,到了第六天,腰部已完全没有往日的疼痛感了,完全恢复了健康。

此病例说明点穴按摩与象数疗法配合运用,相辅相成,对疏经活络,行气活血效果很佳,能大大缩短治愈时间。

耳胀、耳塞、耳聋三次点按解决问题

我单位领导朱××,男,61岁,他是一个十足悟性极差的人,曾经有两次心脏病发作,心跳每分钟180次,头晕心慌,气喘,准备送医院急救,当时我在场,用邯郸学员王老师的处方:650·430令其默念,仅5分钟就恢复了正常(他是极敏感体)。

一年过后又犯,还念原方即消除心慌气闷难受的感觉。用他的话说:"稀奇,念了一两分钟,好像有一桶凉水从头顶灌下,凉凉的,舒服极了,但我就是不信它能治病。"他就是这样一个老顽固,所以一直不持念,平时还是坚持吃药。

2007年8月的一天,他又来对我说:"这几天,两个耳朵塞住了,又胀又聋,一点都听不见,我想请你点一下,试试能否有效。"(以前他患肩周炎是用点按治愈的)我回答:"耳朵聋与肾有关,是与内脏相关的病,只有念象数才能见效,你又不相信念象数,点按可能不会有效。"

我考虑,既然他相信点按就不妨试试吧,于是我叫他轻握拳,在掌骨顶端与中指骨根部交接处的上面一块作为整个面部五官的缩影进行查找,结果竟然被我找到了与耳朵对应的敏感点,我用自制的按摩木棒尖端试点两边耳的敏感点,仅仅一次,症状就大大减轻，听力完全恢复，只有轻微的胀塞感觉。

第二天继续点按后，就治愈了耳胀耳塞耳聋的毛病。

第三天巩固一下，至今未复发。

后查找资料，才知道耳聋形成的原因有六种之多：有风热袭肺，肝火上扰，痰火郁结，淤血阻络，中气下陷，神精亏损。

朱××属于哪一种，我也犯糊涂不清楚，反正试好了，就不管它了。

鼻息肉一点通气了

邻居范××，男，42岁，也是在闲聊时知道其鼻子有息肉不通气，晚上睡觉一直用嘴呼吸，当时我就主动给他点鼻子的敏感点，2分钟后鼻塞松开了能通气了。

第二天来对我说："你这方法真灵，以前晚上睡觉一直是用嘴呼吸的，你点了一次到第二天早上起来鼻子还是通的，再也不必用嘴呼吸了，快点再给我点点。"就这样接连点了几次，效果非常好。后教他自己试着点，没有追访。

一次点愈胸肋疼痛

我大部分的点按疗法实践是点按手背掌骨。实践告诉我，手背对治疗背部的阳面的一些病效果较理想，对阴面的腹部的内脏的病就不如手掌点按理想。

一次村上来了一位姓汤的阿婆，78岁，诉说两边胸肋疼痛两月余，医院治疗两个月未见进展。当时我只知道两肋归肝经管，可能是岔气，不管三七二十一，就在她的右手掌震卦处用圆头大的按摩木杆用较重的力，采用泻的手法一点一提，约一分半钟，叫她深深吸口气，感觉一下两肋处呼吸怎么样。

结果试下来她说好了，一点疼痛的感觉都没有了。

两个月来的疼痛难熬就点提一下消除了。

她满脸笑容，千恩万谢，高高兴兴地说："我怎么谢你呢，真的像碰到仙人了。"我说："不客气，要谢就谢我老师吧。"

面瘫点按也能愈

建筑工地老板李某，2008年3月中旬一天突然感觉讲话费劲，左面颊有牵引感，镜中自照，发现嘴向右边歪，左眼皮下垂，整个脸都歪了。心里很急，来电问我怎么办，我说这是吊线风，面瘫而已，治法有多种，你若相信我，可骑车来单位找我，帮你点按几次肯定会好。

第二天他真的骑摩托车赶了15公里路来我单位找我。我在他头面部找到四个敏感点，逐一点按，结束时立感有轻松，但嘴的歪斜程度未改变，他还很急地说："嘴要是不能纠正怎么办？难看死了。"我说不要紧，再点几次就会自然纠正的。

说这话只是安慰而已，其实我自己心里也没底，但有一点我清楚的，只要找到敏感点点按后肯定会有效，点按次数多少不论，因为没病就没有敏感点，有敏感点对应的病灶部位就一定会调整。其原理我说不太清楚，反正糊涂病糊涂治，有效即好。

经过第二次点按，嘴巴明显纠正，但还少有歪斜，面部拉紧感觉也松下来了。第三次结束后他就不来了，打电话催他怎么不来点按了，他说好了，没事了。

牙痛点按一次愈

我爱人，一次睡觉到深夜突然牙痛，痛醒后不能入睡，说来也奇怪，白天还没有牙痛感觉，怎么晚上睡觉梦中会痛醒，照症状脸部不肿，应该是脾肾亏损所致。

牙痛，念象数吧，眼困要睡觉，又不一定立马见效，我说干脆试着给你点一下，能不能立即止痛，能控制住就可以马上睡觉了，我坐在床上，自己左手抓托住她的右手，在掌骨顶端右下角处摸找敏感点，找到后我问她是不是刺痛感觉，她说是的，一个如针尖刺痛似的敏感点，于是我平补平泻一分钟左右，牙痛立即消除，一觉到天亮，安然无事。

小结

几年来我学用老师传授给我们的"手上点穴按摩疗法"先后为众多有缘患者施治过点按治疗，涉及了多种常见病，如颈椎炎、颈椎骨质增生、腰肌劳损、腰酸背痛、类风湿性关节炎、胯骨痛、坐骨神经痛、肌肉胀痛、脚跟痛、胃痛、头晕头痛、三叉神经痛、面瘫、高血压（症状改善，没断根）、肩周炎、关节炎、健鞘炎，等等。

我在为每位有缘患者点按后，所反馈的信息都是非常有效，病人的痛苦减轻消除了，我心里就感觉一阵阵的高兴。

是老师的无私奉献，教给了我们这一非常有效的自然疗法，教给了我们一个行善积德的法宝。我相信只要认真去实践、发掘，一定会深受广大患者的欢迎，又能为推广象数疗法起到推波助澜的作用，当场见效是使人相信的最好证据。

了悟于地　感悟于天

——北京昌平区学员　龙××

[编者语] 这是一首美妙的歌，犹如万物之波、天籁之音；她启动着心灵，启动着广袤的遐思。

献给八卦象数疗法

（一）

面对你，我总是急促不安。你高远深邃的目光让我感到低下渺小；你惠及当代造福后代的伟业已化为一种神奇，使我曾有的自豪黯淡无光。你给予那么多，我却无法回报——没有什么比健康和生命更重要！

面对你，我不知道该怎样做才好。任何言辞都显得贫弱无力，任何文字都显得粗陋浅薄。唯有这魂魄编成的曲，唯有这心灵唱出的歌，遥遥相送。

（二）

你是多么简单平凡呀，就几个童叟皆知结识的数字！

你是多么奇妙呀，千变万化，治病于无形！——每个数字背后的深奥的数理及其"蝴蝶效应"，让人永远着迷……

你不是神，却有神功。你质朴无炫，却玄在"场"中。你胸怀济世理想，从远古一路走来，成为信息医学的一支奇葩。似可见，无所见，却又可感可见，因为你就在我们生活的时空，你就在我们身体内外。

（三）

仰望你，在天人合一的时空中你灵光闪闪，彩霞飞扬，生命奇迹不断展现。凝视你，万物在你慧眼中灵动，你指引"生化"和"共振"帮助人们走出药海与迷茫，步入自然康复大道。

多想靠近、再靠近你，哪怕路迢迢，水苍苍。可心志稚愚，脚步蹒跚，两手空空。请告诉我，要怎样才能慧根充盈，心明志坚，矫健疾行，距你更近？

（四）

听，那声音似天籁，清明、和悦、亲切、拨动人心。啊，不，它来自人间，就在青岛崂山。

"有求必应"。多么博大的胸怀，多么深厚的爱！你带着指令与悲悯，急切乘着声波电波抚慰求医若渴的人，拯救生命于急危中。

声波电波消失了，你却永存人们心中，化为严冬中阳光的你，让一颗颗战栗的心在温煦中安详，在希望中飞扬……

第三节 八卦象数疗法研讨班(面授班)的回顾

金秋月圆——研讨班的春秋

青岛山玉自然疗法研究所每年春秋举办的自然疗法研讨班迎来了全国各地的朋友们……有些人士也许会想到春秋两季正应了震兑之象,一为万物从东方升起,一为西方果实累累;又合为"雷泽归妹",回归自然,回归本初;是人意?还是天意?

来自全国各地的朋友以及来自国外的朋友们会聚到美丽的青岛,在"萃卦"的气场中和谐地探讨、和谐地交流、相处。李老师在讲课中始终贯穿着天人合一,简易、变易、不易的天人之道;贯穿着象数疗法源于《易经》、基于中医、效于气场的基本模式,师生共同步入象数的宇宙能量场;感悟着场效应,感悟着平衡与稳定。

学员们讲述的实例中充分地解释了这样一个道理:用象数疗法治疗疾病的关键是在合理配方的基础上,如何用象数沟通宇宙能量场的悟性。这是一个心态、是智慧,是自己把握自己的天人之道。天之力"无不克"。而这种能量场的沟通必须靠自身的彻悟,要反观思维;常规思维则很难。所以用象数疗法治疗顽疾、危证的过程中,有些人创造了奇迹,而有些人则不能。

在春季的研讨班中,章××讲述了如何用象数疗法治愈自身糖尿病的实例,他抵制了内外干扰、嘲讽,以顽强的毅力,坚定的信念一举征服了糖尿病的肆虐。

学员孙××则在生与死的交叉路口中在父亲(亦为函授学员)的支持下坚定地选择了象数疗法,谢绝亲朋探访,全力以赴地投入象数疗法的默念之中，同时全家人协念……，终于战胜了危证，步入了生生之路。他们的报告无不震撼着人们的心。

在秋季的研讨班中，黄××先生神采奕奕，步履轻健。他在研讨会上激动地讲述了用象数疗法治疗危证的前前后后，引起了人们心中的波澜，久久地翻腾着……

学员刘×文质彬彬，言谈有度。他对象数疗法的感悟是神圣的，幽深的；广东郭××女士在治疗危证的"征途"中目睹了一些同病患者最终还是人财两空的悲惨结局，逐渐认定了能沟通宇宙能量场的象数疗法，坚持施治，她以健康的体魄参加了研讨班，并激动地讲述了她的体悟。

莱芜市的高××先生已七十有余，他肤色黝黑，步履矫健，俨然像一位运动员。近两年他开始了单车"健康万里行"，以先后两次付诸行动，第二次就已登过四大名山，他深切地感受到没有象数疗法，就没有他的"万里行"。谨此让我们衷心地祝福他，走进他的万里，走出他的万里，塑造象数疗法学员的非凡体魄！

山东胜利油田的刘××在研讨会中别开生面地讲述了一件往事：他在接触象数疗法之前，有一次值班正当胃痛，而他所报的资料中有77等数字需连续地报，结果胃痛好了。待参加了象数疗法函授班后，如梦方醒，原来是场效应，是自然界固有的八卦场效应！后又例举了一个生动的实例：他为一位不孕症的女士配方为820·60，一年后生一女婴。在研讨班中他想到820可生女婴（坤土生兑金），那么810·60可否生男婴（坤土生男乾）？尽管还没有实践，但这种思路令人耳目一新。

有一苗条的姑娘叫易×，是广西合蒲来的，以前她因慢性病常年药不离身，接触象数疗法后身体逐渐好起来了，所以连续来参加研讨班。她的悟性极好，讲课中不时地"抢答"，激发着她的潜能。

两位班长王××、杨××辛勤地为学员们付出着……，王××每次都为学员去预购返程票，十分辛苦，但却不误听课，尤其在研讨班中热情地奉献着她的智慧、感悟。而杨××在平时和课余总是默默地为学员辅导、并回答各种问题。他维护象数疗法俨然像一位卫士。研讨班虽仅仅四天，学员们就在这样紧张、兴奋、严谨、友好的气氛中和谐地相处、探讨、珍惜着四天。

金秋月圆，今秋月更圆。朋友们在乾卦的环境中感受着宇宙的奥秘……在"再见"的惜别中又期待着"再会"。

人们在生生不息的未济路中回归自然，回归家园，又回归岛城，迎来金秋。为人类的健康，让我们的智慧从东方升起！

春风，生机盎然

在迎奥运的春风遍及全国之际，我们也迎来了丁亥年春季象数疗法面授班，来自全国各地及日本、以色列的朋友们云集于美丽的小岛之滨。

面授班仅为四天，朋友们紧张、热忱、和谐的气氛伴随始终；主讲老师仍以"天人合一"的主线贯于始终，学员们感受到每次讲课内容虽是重复的，但角度不同，是层层深入。传授的是《易经》，又是中医；是中医，又是《易经》；是一脉相承，是利用场效应感应机体；是无中生有，是有中生无；是回归自然，回归本源。总之是天道、人道、自然之道。所以有些学员尽管多次来参加面授，但每次窥视的又是新的"窗口"。

此次研讨班年轻学员明显增多，研讨班显然活跃，常处于"抢答"之局。

尤其我们企盼已久的彭××女士的报告：关于其老公左腿粉碎性骨折的病例，是纯以象数疗法治愈的前前后后；她的报告震撼着人们，激励着人们。人们在苦思冥想象数的神威、深邃；无限的未知萦绕着人们的思绪……尤其令人百思不得其解的是：粉碎性骨折、游离的骨头，为什么在象数的场中能复位？是各找归宿、恢复如初（拍片显示）？！这其中自然有保护场效应，使其不受干扰的关键所在；这其中自然有本人、家人的心态、信心维护了场效应，与宇宙场同步共振、同化。《易经》中讲"吉"的前提是"正"，这一病例正是演绎了"易"的这一内涵；是心态"正"，场"正"，功效"正"，恢复"正"。

来自北京的张大夫原患有膝踝关节退行性病变，步履艰难，苦不堪言。在一次偶然的机会念了"640"的象数之后，渐效、渐愈。在研讨会上亲自讲述，激动不已。

什么是回归？难道这不是生命的回归吗？！研讨会上人们竞相发言，讲述着自己的实践感悟，感受着天人合一的奥秘。天津刘××的实践是付出了艰辛，她以象数疗法为生活的主线，全身心地投入其中，以朴实无华的言行投入其中，滋润着一方土地……

在提高班上，学员们思悟者天人合一的内蕴，顿开思悟，融入了"物物——太极"的境界，从全方位扑捉信息，以灵活变易、简易、不易的思维弥论着整个的场面……如有一学员以丁亥二字起了上震下震卦，而另一学员以"丁亥"二字起了上火下坎卦，但其结果又基本一致。这既道出了宇宙的规律，人们似乎触摸到象数是打开宇宙奥秘的钥匙。

四天是震卦，是一派生机盎然的东方，是春。四天的研讨会在紧张、和谐、睿智的气氛中度过了，人们又带着智慧、憧憬踏上了归途。有的学员在归途中用象数诊断解疾，引起人们刮目相看，不失时机地传播着象数疗法……

朋友们，谢谢！朋友们，再见！

青岛山玉自然疗法研究所

丁亥年五.二十九

德在人间

丁亥年，兑金当令的金秋，青岛自然疗法研讨会中，人们感受着亲切、和谐、气旺，会中令人瞩目之事频频发生：

会中有两位八十有余老者千里迢迢赶来，始终参加一切正常活动，不甘后尘，令人敬佩。

会中年轻的学员充斥着活跃、灵敏、升腾之气，令人感受着勃勃生机，充满阳光；大多中年学员则稳健适中，佐助会场，令人感受和谐、平衡。

如此后天之初、之中、之末的信息弥散于会场，人们得益于其中。

会中还有两位孝女令人瞩目，她们为老母的健康，携老参加研讨会，其间千方百计为母求方、观察、关照，无微不至；人们看在眼里，动在心中……

更令人瞩目的是，在研讨会期间，来自长沙的孝子（61岁），夫妻二人专程赶来为老母（86岁）求方疗疾，为84岁的老姨办理函授。

夫妻二人在路中行驶3天，当孝子提及老母亲眼疾时竟潸然泪下，泣不成声……围观者均为之动容。

敬父母者如敬天地，必得天地之助也。

还有一位来自江西的学员，9月18日抵青岛，只因找不到办班地点，竟等了六天，虽未能参加研讨会，但终于和老师晤面了。

珍惜、维护象数疗法是广大学员们的真心诚意。

一位新学员在研讨会中激动地说："虽然我参加过一些学习班，但这次的学习班老师讲的含金量最高……"学员们以热烈的掌声相应；她对老师所讲的感受，时时被掌声响应着。

学员路××的象数疗法实践报告朴实无华，实话实说，她的实践有平凡、有奇迹，深受学员欢迎，大家在会下议论：路××

老师讲得真好，听不厌。

她走到哪里，就将象数疗法的芳香带到哪里。

一幕幕，一桩桩，令人感慨的事难以平复人们心中的波澜……

善待万物，善待人，自然与万物沟通，与人沟通，自然与本源的规律沟通，由此激发人的潜能，回归本初，故而天助人助。

象数疗法持念的是先天八卦数，故可推陈出新、更新换代、激发潜能、回归本源，故而后天的机体得以调节、平衡，以法自然。

研究所

丁亥年九.二十五

第七章 比类取象，以类万物

[附录一]　后记

　　捧出这本专著《八卦象数疗法》，也捧出了我们十年探索中的心血和汗水，然而我们所做的一切，只不过是从中国太极八卦科学的灿烂宝库中吸取了点滴精华，用于中医的临床实践后取得的一点成果。

　　令人鼓舞的是，这一疗法刚一破土而出，就在国内引起了强烈的反响，同时也得到一些专家的好评。特别是中国中医研究所研究生部杨力教授，对这本书的出版给予了极为热情的支持。我们虽然素不相识，可是她出于对事业的极度负责，放下自己的著述，在百忙中硬是挤出时间，在她那"除了书而一无所有"的斗室中，无私地为我们审稿作序，这种光彩照人的品格，实在令人感动！

　　然而我们的《八卦象数疗法》毕竟还只是一种探索，难免有各种失误，欢迎广大厚爱我们的朋友批评指正。

作者　赤峰教育学院　　1994.4.11

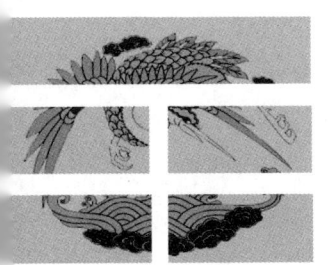

[附录二] 答读者问

笔者论文《八卦象数疗法》，于1993年《中华气功》第4期发表后，全国各地不同行业的读者纷纷来信，提出了许多他们所关心的问题。现就读者提出的一些问题作简要回答：

1. 八卦象数疗法本身也是一种气功，为什么不命名为功法，而命名为疗法？

答：这有两个原因，其一，八卦象数疗法是一种以八卦学说为核心，中医理论为基础，以八卦象数为载体的气功疗法，它不像一般气功那样，有一套动作，或在调身、调心、调意方面有一定的要求；它"自然"，"自由"，"自为"；其二，这一疗法讲究因人而异，取数配方，辨证施治，以治疗疾患为主，因此称疗法更符合实际。

2. 作为"八卦象数疗法"的创始人，您在研究过程中，古典文献给过您什么启发？

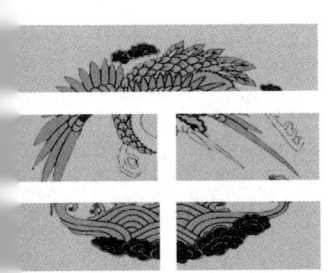

答:"不知易,不足以言太医。"易医相通,这是中国医学的宝贵传统。在古代的医学家们的医疗实践中,他们已经自觉地把八卦象数与中药方剂进行了结合,如把天地之数用于方剂,《至真要大论》说:"君一臣二,奇之制也;君二臣四,偶之制也;君二臣三,奇之制也;君二臣六,偶之制也。故曰:近者奇之,远者偶之;汗者不以奇,下者不以偶……"有的则用卦象为方剂命名,如"坎离丸","坤顺丹","太极丸",等等。有的古代医学家,在方剂中用"大枣六个"。不论其枣的大小,均用"定数",这里实际上是"数"与"药"在临床中的结合。这就是说"数"本身也具有治疗疾病的作用。由此我受到启发.并由此起步深入探索和实验,于是创造了"八卦象数疗法"。这一疗法的创造,是在研究《易经》和中医理论的基础上,发掘了祖国医学的宝藏。我的成果是站在古代医学家们的肩膀上取得的。

3. 您是针灸医师,最初是否把八卦象数疗法结合运用于临床?

答:是的。八卦象数疗法与针灸、耳压、点穴等疗法曾结合运用于临床,后来逐渐完全独立。但有时候这种结合有利于提高疗效,不要排斥结合;这并不影响八卦象数疗法的独立发展;正如中西医的结合,更有利于中医和西医的发展一样。

4. 象数配方在默念时,为什么不拘时间、地点、姿势、方位,而贯以行走坐卧,随时默念?

答:因为八卦象数为天道、物道、人道的缩影,均含有丰富的宇宙信息,是"天人合一"的媒介。故此每个象数密码本身即载有相应的信息,在默念过程中,即可自然调节机体八卦场,使之与宇宙八卦场同步共振,故可不拘时间、地点、姿势、方位随时随地默念贯以日常生活的行走坐卧之中。但亦有特殊情况,如有的患者嘱其按着一定方位、时间默念,以加强时空信息的效应。

5. 象数配方经默念不适，需要调念下一组配方时，相隔多长时间为妥？

答：象数配方经默念，如若出现头、胃、心等不适感时，一为配方有误，一为患者本身其气血不畅，经络堵塞较著。需要试念下一组配方时，一般可连续试念下一组配方。但个别患者出现的感应较明显，可暂停，稍缓解后可再试。

6. 象数配方应该怎样默念？

答：象数配方一般采取不出声地默念或意想配合。其速度应取中速，即不急不缓。急者易上炎，缓则偏阴。元之间要稍加停顿。

7. "0"在象数前后的意义是什么？

答：一般情况下，0位于象数后。除加强象数信息和通经络的功效外，还取它的调和之效。若遇急症，或顽疾，于象数前后均可加零，以取强化之效。又因为阴阳偏盛偏衰的不同，位于象数前后的位置亦可不同，一般情况下，偏于阴虚或阳盛者，其0加于象数前；反之加在象数后；临床配方时，亦要根据0的奇偶之数所产生的阴阳之性（0的个数偶为阴，奇为阳），灵活运用。

8. 象数疗法在默念过程中，多数患者为显型，极少数患者为隐型，其效如何？

答：一般情况下，多数患者在默念象数配方过程中，可出现清头明目，神清气爽、凉、热或气行等不同的舒适感。这些感应一般可在默念过程的几分钟至十几分钟，即可出现，可为显型；而极个别患者，默念半个小时以上甚至更长时间才出现感应，此为隐型。显型者，一般疗效较速；隐型者，相对较慢，但依然产生疗效，且稳定。

9. 象数疗法是否可以配合其他疗法或气功？

答：通常可配合针刺、点穴、耳压等疗法。接受这一疗法时一般不应配合其他气功，因为有些气功与象数疗法相互干扰；但有些气功相配合，且无不适感，即可相配合。

10. 在用象数疗法治疗过程中，不但所治的病症收到疗效，而且其他的病症亦往往随之收效，为什么？

答：宇宙的整体观、平衡观、运动观是象数疗法所依据的原理。故任何一个合理的象数配方除直接作用于局部外，同时还进行整体调节，使人体八卦场与宇宙八卦场同步共振，使气血调和，阴阳趋于平衡，故全身得以调节是必然的。

例如〔病例69〕，其为70岁老人，她在治疗三十余年慢性鼻炎过程中，不仅鼻炎基本治愈，且老花眼也随之显效，可摘掉花镜，做针线活。这即是上述之理。

11. 默念象数配方，为什么往往不知疲倦，精力充沛？

答：在默念象数配方时，由于直接调节机体八卦场，使其机体经络得以通畅，与天体八卦场同步共振，更利于汲取宇宙八卦场的信息，补以机体之气，故精力充沛，不知疲倦。

12. 在象数配方中，五行俱全的象数配方是最佳的配方吗？

答：是，又不是。由于患者阴阳盛衰的不同，有的患者能接受五行属性俱全的象数配方，经念舒适、轻松，是属于合理的最佳配方。但有的患者则不能接受五行属性俱全的配方，对这样的患者，其五行俱全的象数配方，是属于不合理的配方。

总之，配方要因人而异，辨证配方，即"一把钥匙开一把锁"。这样的配方才是最佳配方；不论其五行属性俱全与否，均可使体内外八卦场同步共振，息息相通。其理为损有余，补不足之故。

13. 为什么大多数象数配方为五行相生序？

答：先天八卦与后天八卦的关系为体和用的关系，象数疗法正是运用了这种体用关系。后天八卦以五行相生为序，把天下万事万物按五行分类纳入八卦之中，以时间序列为圆环，显示出万象的变化运动规律（包括人在内）均在后天八卦之中。其象数配方以五行相生为序，即顺其后天八卦的运动规律，顺其天人合一之象。

14．象数配方中仅用八个先天八卦数配方施治，为什么能治疗千变万化的病症？

答：八卦代表事物的八种基本性质，它可以代表任何东西，它所代表的事物是无限的。故人体疾病，尽管千变万化，均可据象归类于八卦之中。象数疗法，虽然只用八个先天数，但可配出变化多端的象数配方以治疗疾病。

15．象数疗法的优点是什么？

答：它的优点是术者毫无伤气之虞，方便易行，方法简单，疗效奇特，道理深奥的，贯以日常行走坐卧中，均可施用。是简而又简，天人合一的疗疾健身之道。故凡是能够随时坚持默念象数配方者均可收效。只要记忆、精神正常，不论男女老少，均可随着持念而收益。

16．象数配方为什么只用1—8个数，而不用9？

答：八卦象数疗法取用的是先天八卦数，即1、2、3、4、5、6、7、8。其他的数不在先天八卦数之列，故只用八个数。

17．象数配方经默念，一般多长时间出现感应？

答：默念象数配方，一般几分钟或十几分钟即出现各种不同的感应。甚至极少数患者只看一眼配方或想一下配方即有感应，还有极少数患者经念半日或几日才有感应（即上述显型和隐型者）。所谓感应，一般为清头明目、神清气爽、凉热、气行等舒适感；反之会出现头、胃、心等不适感；亦有无感应者。

18．默念象数配方时对饮食有何禁忌？

答：默念象数配方时对饮食及饮食前后的时间均没有任何禁忌，但饮食即以清淡为要。

19．极少数患者临床默念象数配方，易引起不适，为什么？

答：这种情况仍然不能排除配方有误。但一般情况下，这类患者，一为情志干扰过甚，二为疾病较杂，且患病时间过长，随之而来造成经络不畅、堵塞较为明显，故在默念象数配方时易引起不适。凡遇这种病人，可采取如下办法：即择其较为舒适一组令其每次默念几次即停，如此经过几次后，其经络有所振动，便可接受配方默念。

20．在默念象数配方过程中，有极少数患者出现类似"晕针"现象，应如何防治？

答：在观察患者默念象数配方过程中，一、应首先嘱其患者将默念中的感应（即舒适或不适感），即刻反馈术者；二、术者本身应注意观察、询问患者。一般经默念一两分钟或更短时间即可询问其感应。临床上一般可分为极敏感型、敏感型、迟钝型三类；极敏感型占多数。经默念如果感觉舒适，可继续默念；若感觉不适，调念下一组配方。如此医患双方密切配合下不会出现类似"晕针"现象。反之，如若出现"晕针"现象，令其患者平卧片刻，即可恢复常态。症状稍重者，可点掐人中、十宣、合谷、百会、劳宫等或针刺均可，但临床中实为少见。

21．在施治过程中，需要多长时间再次调方？

答：在配方默念过程中，如果感应良好，一直可以守原方；但多数情况下，根据病情变化，需要重新调至最有效的配方以图速效。尤其是慢性病，更是如此。

22．默念象数配方，多长时间能收效？

答：敏感者往往即可收效，但需要巩固。根据急慢性病情的不同，需要坚持念的时间长短不一。待病愈后，继续持念。一可巩固疗效，二可健身。

23．如有多种疾病是否可同时念多组配方？

答：否。尽管患有多种疾病，但临床上总可用"阴证"和"阳证"加以概括，即以阴阳为总纲加以调方，即有侧重，又有整体调节；要遵循"法于阴阳，合于数术"。故每次只持念一组配方，即可得到渐趋有序的调节。

如若持念多组配方易产生不良反应。如北京有一读者，吴

××，患有皮肤病，即从笔者论文中择其一组治疗皮肤病的象数配方默念，收到显效。但为了治疗其他兼证，又择了二组配方，每日念三组配方，而受干扰。

切不可忘记，每个合理的象数配方，不论其象数的多少，均为遵循五行生克制化的"天人合一"的配方。故随着某一主症的渐愈，其他兼症，亦收疗效而渐愈。

24. 您的《八卦象数疗法》一文，在1993年《中华气功》第4期发表后，社会上引起哪些反响？

答：笔者论文《八卦象数疗法》发表后，全国各地不同行业的读者当中引起的热烈反响，令人鼓舞。有要求学习者；有要求拜师者；有虔心求治者；有热烈祝贺者；还有按我论文中提供的象数配方治疗疾病者。下面摘抄几封读者来信。

河南省计生委　离退休干部侯林山先生来信说："在《中华气功》1993年4期，有幸拜读到老师大作《八卦象数疗法》一文，我连续拜读几遍，像矿石一样吸住了我。道理深奥，方法简单，疗效显著。真乃大道之简。普及推广这一疗法，必将造福中国人民和子孙后代……"

黑龙江省牡丹江市海浪路西苑　吴志坤先生来信说："拜读了您的佳作、论文——《八卦象数疗法》，读后深感此篇佳作为之亲切。我恭读数遍，爱不释手。论文的内涵极富有哲理性，对《周易》、中医和气功有机地结合在一起，实属您的一大创举；将结合中医在医疗方面将产生巨大影响。探索这种没有先例的象数、易理、人体奥秘的学科，古今中外都无此先例的……您这种探索精神可称我中华子孙之精神。我很钦佩和赞赏。我们这种精神是奉献于全人类的精神。有朝一日，定会得到全人类的认可和支持。"

四川省仪龙县文化局　方维义先生（篆刻专家）来信说："从《中华气功》1993年4期上，见到了您的大作，十分令人钦佩，可歌可贺！吾是个篆刻艺术和气功爱好者，对您创编的《八卦象数疗法》之神奇大法十分敬慕，很感兴趣，不知贵处是否有详细的书籍和资料出售及函授资料，盼告。"

甘肃省康乐县邮电局　常忠德先生致函说："……从 1993 年 4 期《中华气功》杂志上拜读您撰写的《八卦象数疗法》一文，我倾慕欣慰之至，拜读精阅数十遍，顿使人耳目一新，令人神往良久！这诚是气功界的一大喜事，在此我谨向您表示热烈祝贺！……

"李先生，我曾是一位气功爱好者，曾博览过有关气功学方面的书籍，但在您所写文章的这一领域我从未涉及，今拜读佳作，使人茅塞顿开，有一种海阔天空之感。今特地致函，恳请您酌办为我所请求的下列事项……"

武汉市飞碟气功科学信息咨询服务部　宇声先生（为中国全息超能功法创始人）来信说："很高兴从《中华气功》上见到大作。对您采用《八卦象数疗法》十分敬佩！希望今后建立联系与交流……"

上海石油化工总厂（第一小学王爱莲转）　耿礼荫先生来信说："我是机械高工（已退休），酷爱传统文化瑰宝气功……最近我爱人骑车上班，为了避让对面开来的摩托车，急刹车并跳下自行车，不幸左脚踝扭伤。到了中午，左足踝红肿胀痛，不能行走。晚上她看了您的大作《八卦象数疗法》，根据您介绍的例子，象数密码默念。在默念过程中，我爱人感到受伤的部位忽凉忽热，渐觉舒服。不到二十分钟，她试着走走，基本正常，而且脚踏下去，一点也不感觉疼了；第二天走路一切正常，脚还是肿的，但没有痛的感觉；到第三天，一切红肿全退了。周围的老师都感到非常惊奇……"

广东韶关化工厂司机　邬少林同志来信说："我在《中华气功》杂志上看到您研究挖掘先辈经验，搞出《八卦象数疗法》，我不会去变，只按一些五行规律，如您写出来的去做和套，非常有效。我非常感谢您，我终身受益，我爱人朋友都受益。我很有缘，看到您贡献出来的宝，我拾到了。我的病况是这样的，我的上腿生了些皮肤病，很刺痒，形状很可怕，又红又大，凸出一大片，自己是男的，又不好到医疗室去诊看，自己就到药店买皮炎康来使用，用的当时，痒是平静，但不够一天，又痒又凸出一大片，正当无计的时候，看到您写的《八卦象数疗法》，马上按0002去默念，真是奇迹出现，开始有些刺痒，过一会就不痒，使我信心十足，经过些时间就全部康复。

"以前我每年冬天皮肤干燥，又痒，现没有发生过，皮肤还变好了。我是拾了宝，不知怎样报答您……"

江西省宜春市物资贸易中心　郭勋林先生致函说："我看了你的《八卦象数疗法》一文后，接着就以"07"默念治鼻炎，效果很好，即刻就通，的确是治疗疾病的奇方。为了求得奇方的理论及进一步方便于人，特来信求教配方的详细理论……"

四川省奉节县文化局　邓维权先生信中说："您在《中华气功》杂志第4期发表的《八卦象数疗法》，我反复读过多遍，并根据文中举例配方用0004000这组象数密码，在15分钟之内治愈了一例踝关节扭伤。进一步增加了我对象数疗法的兴趣。因此特书此信，向您表示感谢……"

四川省乐山市五通桥区粮食局　王万祥同志函告："从《中华气功》第4期上，看到你的《八卦象数疗法》后，正是我的脚疾复发之时，主要是行间穴红肿疼，立即按象数与藏象的五行相生关系取数为04·03·08……默念10分钟，肿开始消了，也不红了，两天后该部位就不痛了……

"本月上旬我站的老同事在打门球时，由于对方击门球将其脚背打伤，其伤处为胃经的陷谷穴，我取数06·04·03·07；我告诉他先默念03·07，三五分钟后，没有心悸、胸闷、腹胀等现象，就继续默念……当夜默念后减轻了痛苦，第二天就能下地，第三天默念后就痊愈了。他很感谢老师你的这神奇象数疗法，要我写信给你时感谢老师的妙方……"

福建省闽东南地质大队　陈桂清先生函中说："……患者年近六旬，患风湿关节炎已三十余年，近几年练气功有所疗效，然今年夏始，左肩周疼延续几个月来，吃药，练功皆无显效。现左边手臂（右边也有些）常酸痛怕凉。双足等关节部气候变化时仍时有肿痛，特别是左肩周酸痛，时间持续长（已几个月）令人难忍……

"我诚心默念象数，见效颇显，余之风湿陈疾，竟会通过默念象数而见效，此乃先前所万万没有想到，现在确信了。……每日都念象数配方效果很佳，谨此深深鸣谢!……"

河北省邢台地区气象局　查一棠先生函中说："关于我试用的一组象数是0004·000。这是九月份我孩子因参加省篮球赛时，一下将踝关节扭伤了，我马上就让他默念这组象数，并问他有何反应，几分钟后他告诉，先感受伤部位发凉，渐过后又开始发热了。一直坚持三天，脚部却没有大肿起来，加上服点活血化淤的药，竟奇迹般地好了。

"另外我自己平时捉摸使用较多，而且效果显著。如我在火车上突然一次肚子疼，我估计是否与着凉有关，就随时编了组0008000，默念后很快就好了。因我患糖尿病，最近因回家劳累过度而犯病了，加之血压亦较高、失眠、口舌发炎等一系列阴虚证候，这时我就天天默念您介绍的640·380。有时后边还加个20，我觉得感觉舒服轻松；特别是口舌疼痛症状明显减轻；

"我爱人眼睛好迎风流泪，特别从秋冬、春初是如此，我便让他默念003，（此患者为阴虚之体，故003滋阴涵木利舒肝故）结果他说，念后眼睛很轻松，目前流泪现象也减轻多了。平时他好腰痛，我便让他念260，念后他说，疼痛症状明显减轻。

"我单位有位女同志，因肾虚常腰痛、咽痛，同时血压也不稳定，我让她试念260，结果在默念过程中，以她腹部为中心出现了一个比一个大的光环，最大圈已将超出她的人体……，病灶处症状减轻。……您的八卦象数疗法，在我周围人中试用很灵验。

我能在这茫茫大宇宙与从未见过面的您相识，这真是我的缘分，也是我的福分。……别无它求，敬请您能给于我更多点化和教导……"

江西省宜春地区行政公署财政局　喻致春先生函中说："见《中华气功》发表您的大作，甚感八卦象数疗法的神奇……，仅仅默念数字，便能治疗疾病、健身；简简单单的八个数字，竟然可以通过变化无穷的组合，化作药物、补品来治病、健身，太神奇，又极简单，真是大法至简至要。……请求为我的妻子赠予治疗方法，我妻子年过五旬，患有多种疾病已多年……"

喻致春先生收到我信约一个多月时，因疗效显著，适值春节前，即寄一贺年卡，其中赋一首诗：

　　　　卦数实奇功，
　　　　法简效神通；
　　　　祝君更腾飞，
　　　　万事路路通；
　　　　家泰福满门，
　　　　得意胜春风。

北京胸科医院　秦汛先生来信说："……我是一个气功爱好者，……经学练后受益匪浅，不但自己祛病健身，而且还能为别人服务。……深受病人欢迎。但多次发放外气后，也有疲劳感，……常是为别人解除痛苦，自己却增加了病痛。学会排出病气后当然好些，但每日连续多人次治疗，也感疲劳。如若教病员功法，往往功法烦琐病人不愿接受，即使当时接受了，往往不能持之以恒，因此收效不佳。读了在《中华气功》1993年第4期，您的《八卦象数疗法》后很感兴趣，我按您叙述的方法，为二十多人次的内科、外科、皮肤科等十多种疾病进行治疗，均收到了明显的疗效，病人无不拍手叫好。为此我在这里，代表广大病人及其家属向您致以衷心的谢意！也为您献出该项疗法，造福于广大人民，深表敬佩！……"

日本东京　长野春江女士（世界医学气功学会会员，气功师）对《八卦象数疗法》非常感兴趣，曾来电来函表示要来华学习这一疗法的强烈愿望。

上述这类信件很多，不再一一列举。

25．您对这一疗法的发展前景有何估计？

答：对这一疗法的发展前景，我充满信心；我相信它会很快被广大患者所接受。它不仅会造福于炎黄子孙，也会走出国门，造福于人类。在我这本书没出版之前，国外已有学者，邀请我去讲学；国外也有气功师同我多次联系，要求来华学习这一疗法。

26．用这疗法治病是非常简便的，这是它突出的优点；但掌握和运用这一疗法并不简单，这里有没有入门的捷径？

答：只要有八卦和中医的有关基础知识，掌握这一疗法并不难。至于捷径也有一条，我在书中举出101个典型病例，这等于101个"验方"，患者可以"对号入座"，对症选方，也能收到一定的疗效。但是作为一名医务工作者，则应从基本原理，基础知识入手，结合临床，扎扎实实地下一番工夫，从中要体悟"不知易，不足以言太医"之内涵。

27．您的疗法是不是什么病都可以治？

答：世上没有，也不可能有一种万能的疗法，任何一种气功或疗法都不可能包医百病。我的临床实践表明，这一疗法对七十多种疾病有显著疗效，有的病疗效之快也使我吃惊。

作者

戊子年冬月　整理

[附录三] 八卦象数疗法的历程

八卦象数疗法，从探索到成功，从问世到推广，是一个凝聚着无数心血和汗水的艰苦历程。

一、八卦象数疗法的探索

许多读者和朋友来信问："八卦象数疗法究竟是怎么创造出来的？世上智高者何其多，为什么其创造者是李山玉而不是别人？"

心理学研究认为，任何人才的成长、成功，都必须具备三个因素：一是智慧；二是情操；三是毅力。否则，即使有超人的天赋也会一事无成。

李山玉的智慧，有自己的特点。从认知结构上，是易、医、气的有机结合。其知识横跨易学、中医和气功三个领域。她从小酷爱中医，后来又成为一名集多种无药疗法于一身的中医师，临床经验丰富。

1983年，她有缘接触了梅易之法，从此，她读《易经》，研八卦，攻象数，如痴如醉。这样的认知结构为她后来创造八卦象数疗法筑下了坚实的基础。

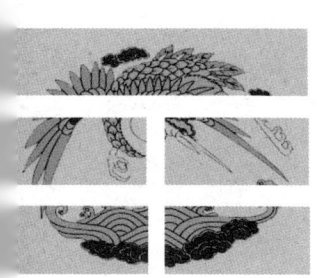

李山玉所在的赤峰教育学院，地处赤峰市郊区，每天都有贫穷的农民来就诊，那种被伤病折磨与孤独，那种穷困与失望，她都有一种发自内心的理解和同情，这种情感一直激励着她去寻求一种经济、简易、有效、实用的疗法。

学院进行改革，实行承包，凭她的知名度，只要多开"药"，就可以创造可观的经济效益。然而，她坚持不用药，坚持搞无药疗法，坚持探索八卦象数疗法的奥秘。由于她的善良、同情心和真诚无私地服务，在她的周围，有一个特殊的"患者群"，当李山玉把八卦象数疗法试用于临床的时候，他们是志愿者、支持者、合作者。李山玉常常感叹："没有他们，八卦象数疗法是难以成功的！"

顽强的毅力，是人才成长成功的重要因素。在探索八卦象数疗法的实践中，李山玉以一个弱女子之躯作"试验品"，进行了无数次有血有泪的痛苦的实验。为了探索一组配方是否合理有效，她有时出现剧烈的头痛、牙龈红肿出血、失眠、呕吐、脱发、腹泻、眩晕等不良的反应，有时折磨的面色青黄，虚弱无力。但她仍然坚持着。每当通过亲自实验发现一组有效的配方的时候，就欢欣鼓舞，一种庄严的使命感油然而生。

十年临床，凭着这种顽强的毅力和百折不挠的精神，神奇的八卦象数疗法终于探索成功了！

二、八卦象数疗法的临床实验

1991—1993年，八卦象数疗法的探索进入了有计划的、规范的、严格的试验阶段。通过临床观察和试验总结，积累了大量的真实可靠的临床资料。

对1860名患者进行了临床观察，其中女性为1059名，男性为801名；年龄最大的是75岁，最小的8岁；治疗各种疾病七十余种，有效率（有效的标准：默念象数后有气感或感到舒服，或者症状减轻者）90.8%，临床治愈率71%。

八卦象数疗法能治病这是不争的事实，亦需要患者的悟性，故不能包医百病。多种疗法并存互补，相互结合，将有利于医疗事业的发展。

我们将坚持"事实求是"，追求"实用和实效"，为人类的养生保健、健康文明做出更大的贡献。

三、八卦象数疗法的发展和推广

1993年8月 李山玉医师在心理学副教授李健民的协助下，经十年临床实验，首创中国八卦象数疗法。第一篇论文《八卦象数疗法》在中华医药会主办的国家级刊物《中华气功》（第4期）正式发表。1994年 李山玉、李健民合著的《八卦象数疗法》一书，由学苑出版社出版发行，中国中医研究院研究生部杨力教授为本书作序。1995年3月12—15日 首届国际易医学术研讨会在南京召开，李山玉、李健民的论文《八卦象数疗法的临床研究》被评为优秀论文并收入《易医文化与应用》一书。由华夏出版社出版发行。1997年2月18日 山东省龙口市政府主管部门批准正式成立了"龙口中国八卦象数疗法研究所"，李山玉任所长。

1997年2月 龙口中国八卦象数疗法研究所开始编印《易医文化》（内部资料，双月刊），现更名为《自然疗法研究》。

1999年1月 由李山玉、李健民合著的《八卦象数疗法再现神奇》一书，由学苑出版社出版发行。1999年2月15日 经赤峰市科委审批正式成立赤峰李山玉易医科技研究所。3月18日在工商局松山区分局正式注册。2001年10月23日 成立了青岛山玉自然疗法研究所，并由山东省技术贸易监督局签发了技术贸易许可证。技术贸易范围：自然疗法医疗技术的研究、开发、转让、培训。

据此，研究所开始面向国内外招收函授学员，并定期（每年两次）举办面授班，由李山玉老师亲自讲学。2002年4月3日青岛山玉自然疗法研究所在青岛市工商行政管理局市北分局正式注册。

2006年6月24日，正式建立了青岛山玉自然疗法研究所——中国八卦象数疗法网站（鲁ICP备：07001667；青岛公安网监备案号：37020020061670）。

网址：www.8gxs.com

信箱：baguaxs@hotmail.com

地址：山东省青岛市香港东路87号建飞花园

电话：0532-88013026　85653575